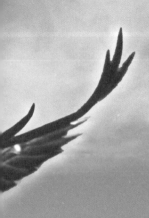

大展好書　好書大展
品嘗好書　冠群可期

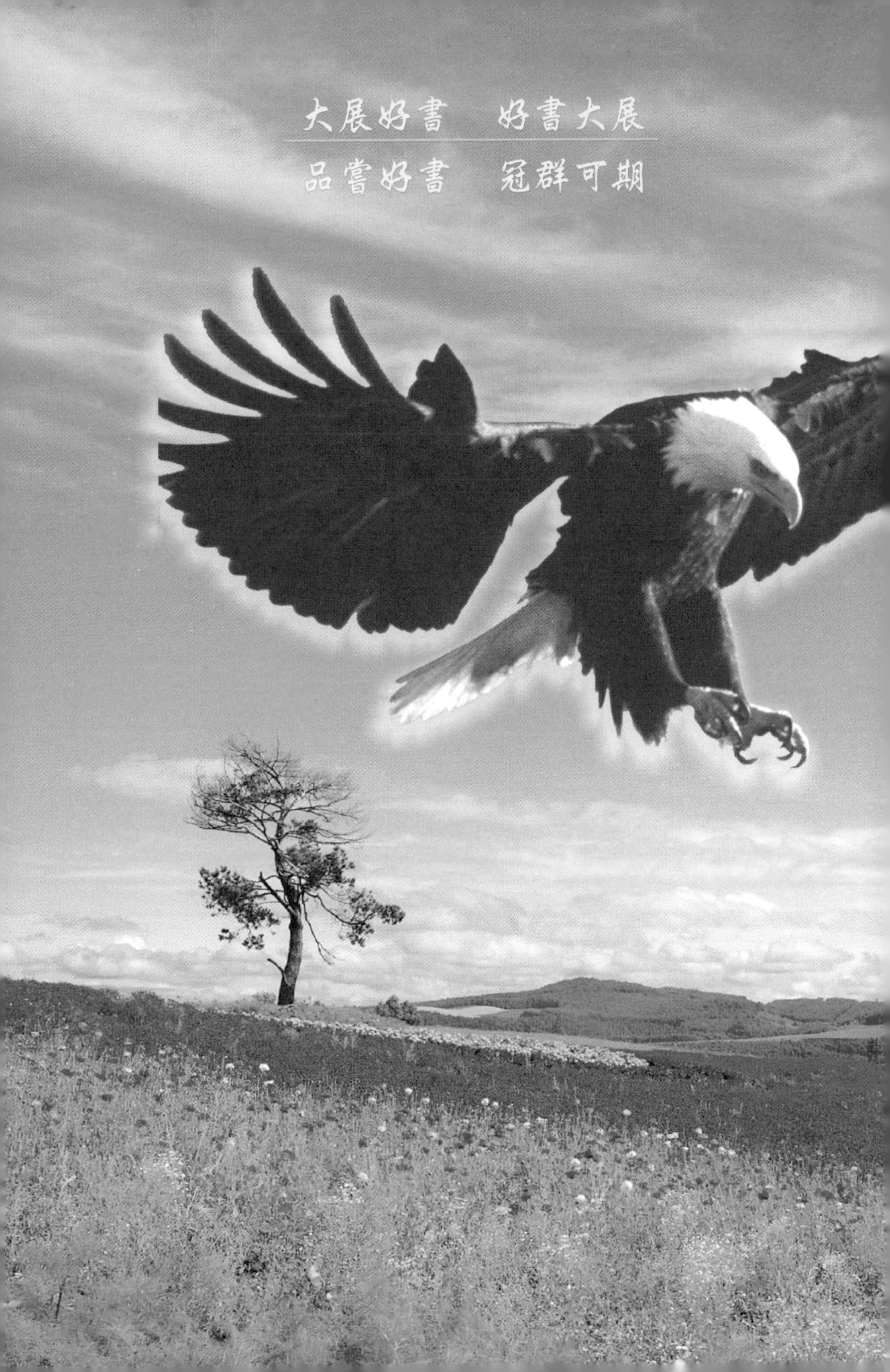
大展好書　好書大展
品嘗好書　冠群可期

家庭醫學保健

75

男性元氣IQ

家庭醫學保健編輯群／編著

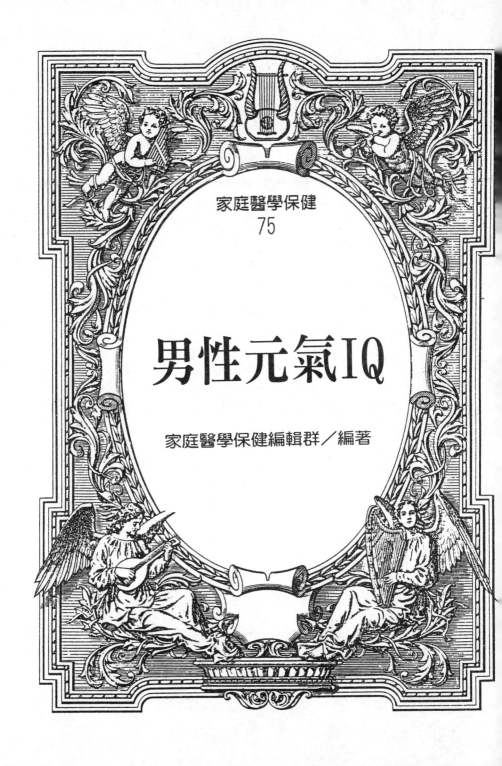

序言——解決你的煩惱

不論是誰，隨著年紀的增長，都會出現一些毛病。不但身體各處體調不良，連心理也出現一些毛病。

與堅毅的女性相較，男性這方面特別顯著。因為工作或人際關係堆積的壓力，使得身心失調的人增加了。

本書是回答許多「男性煩惱」的症狀、原因及處理方法。內容從O型腿、口臭、下痢、血尿、陽痿、磨牙、痔瘡等身體疾病，到意志薄弱、精力旺盛、熱情妄想症、操心等精神疾病，身體的自卑感以及難以言喻的不良習慣等等，都可以從中掌握到解決煩惱的端倪。

目錄

第一章　身體篇

1【O型腿】

◆症狀

兩膝朝外側彎曲的狀態，也就是「螃蟹腳」。走路的方式雖然感覺很男子氣概，但在學生時代，此種走路方式可能會被長輩責備「態度不好喔！」到了現在，上司可能會罵你「不要在客戶面前一副自以爲是的樣子」。

要如何矯正這種走路姿勢呢？

◆原因

O型腿的人，鞋子外側大多容易磨損。與X型腿相同，是因爲腳的重心偏差所致。由於重心朝外側挪移，所以形成O型腿。

不僅外表難看，也容易因爲重心挪移造成膝痛、骨盆歪斜，會有腰痛的毛病。

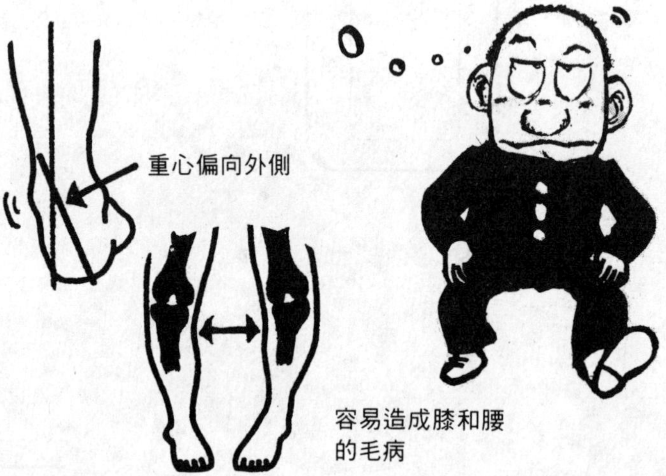

容易造成膝和腰的毛病

◆處理法

最好先向鞋子專家商量。平時就要穿著減少腳負擔的鞋子，預防膝或腰的疼痛。在大型的鞋子專賣店，有「鞋子專家」，會爲你找尋適合的鞋子。

此外，有些百貨公司的鞋子賣場，也有提供鞋子問題的服務。使用機器檢查加諸於腳的體重分布，就可以了解自己的體重是否有偏差。如果感覺疼痛時，最好接受整骨療法，矯正身體骨骼的歪斜，減輕疼痛。

2【一字眉】

◆症狀

因爲眉間長了很多的毛，所以左右眉毛相連，看起來像一字形的狀態。以前粗眉是男性的象徵，自從女性化的男子流行以來，眉線細的男性反而更讓女性喜歡，因此，很多男性在意此問題。

◆處理法

最近連男人也流行護理眉毛，想要將眉毛調整到自己滿意的形狀。原則上可以使用拔毛器拔毛、調整，但是，絕對不要用剃刀等剃眉毛，以免像剃完鬍鬚般，使眉毛旁的皮膚呈現青色。

不懂做法的人，可以到男性美容沙龍請教必要的工具與調整的方法、重點、護理等。此外，在百貨公司也會有實際展示男性化妝品的專櫃，可以請教她們護理眉毛的重點。

甚至漂亮的化妝品專櫃小姐會爲你拔眉毛，所以一定要去看看。

3【大力喘氣】

◆症狀

雖然沒有做運動，但是一旦緊張或是興奮時，就會呼吸急促，身體狀況不佳，甚至手腳發麻。

◆原因

疑似「換氣過度症候群」。這是因爲呼吸過度，使得體內缺乏二氧化碳所致。

◆處理法

發作時，用紙袋或塑膠袋捂住口呼吸即可。

4【大便臭】

◆症狀

大便當然是臭的。但是，最近卻出現一種很難聞的臭味。

◆原因

人類的消化器官中，棲息著各種大腸菌。成爲大腸黏膜細胞的營養，使糞便成爲弱酸性，才不至於對腸黏膜造成損傷，具有各種的作用。雙叉乳桿菌或是乳酸桿菌（一種乳酸菌），都是對身體好的益菌代表。但是令一方面，像吲哚或是糞臭素等，則是製造糞便臭味的原因。

通常這些細菌會在大腸中保持平衡。但是，當身體狀況欠佳或是年齡增加，成爲臭味原因的細菌就會大量繁殖。年齡增長，大便變臭的理由就在於此。

所以當你感到「今天的糞便特別臭」時就要注意了，因爲可能是大腸變調。例如，慢性腸炎、大腸癌、大腸瘜肉等，也會使糞便變臭。如果伴隨腹痛、下痢、便秘的症狀，腹部有膨脹感、排便不良時，則可能是這些疾病，一定要到內科做精密的檢查。

◆處理法

隨著年齡的增長，糞便變臭是無可奈何之事。不過，要在每天生活中增加益菌，保持大腸中細菌的平衡，這點非常重要的。

益菌的代表乳酸桿菌（一種乳酸菌），以及雙叉乳桿菌備受矚目。雙叉乳桿菌大多在到達腸之前就被胃液消滅，不過最近市面上有販賣能將雙叉乳桿菌「送到腸」的食品。吃這一類食品的優格或是乳酸製品，可以保持腸內乾淨。

5【三叉神經痛】

◆症狀

也就是所謂的顏面神經痛，臉的一側持續出現跳痛感。發作後即使痊癒，但在說話或吞嚥時仍然有可能復發。

◆原因

無法確定原因，在中年以後較容易發病。原因可能來自眼、耳的疾病，或是糖尿病、酒精中毒等。

◆處理法

首先去看神經科。發作時，調暗房間的燈光，靜養一下，就可以使症狀好轉。

6【下巴痛、活動時會有聲音】

◆症狀

下巴疼痛時，可能是兩種疾病。第一種就是下巴苦重，口難張開。勉強張開時，下頜根部的關節會發出咕唧的聲音，這時可能是「頜關節症」。

另外就是從下巴、頸部到枕部出現酸痛，可能是「克雷欽格症候群」。

◆原因

頜關節症是因爲咬合與下頜關節的挪移造成的。放任不管時，左右臉會失去平衡，最好去看口腔外科。

克雷欽格症候群則是無意識咬牙切齒，造成下巴肌肉和頜關節的負擔而引起的。此外，托腮也是原因之一。這是因爲下巴的肌肉，無法抵擋從側面推擠而來的力量造成的。

如果壓迫單側的臉頰，會造成頜關節挪移的狀態，有托腮習慣的人要注意。

這個克雷欽格症候群，以二十歲層與三十歲層坐辦公桌，從事精細作業的人較多見。在咬牙切齒時所承受的力量，與個人的體重相同。長時間持續此種狀態，就會形成疼痛的原因。

◆處理法

不論是何種情況，都要去請教牙科醫師，尤其是口腔外科較好。平時要用兩邊的牙齒咬食物，也不要以手托腮。

7【口內炎】

◆症狀

口內出現小水泡，然後破裂，有的覆蓋白苔的物質一般。周圍紅腫、疼痛。

◆原因

這就是「口內炎」的症狀，也是口中疼痛中常見的現象。

舌尖出現小腫包，感覺疼痛。可能是缺乏維他命或是不規則的飲食生活所致。

◆處理法

可以塗抹口內炎軟膏。觀察情況，相信不用一週就能夠痊癒。同時要攝取營

→

養均衡的飲食，取得充足的睡眠，調整身體狀況。

經常出現口內炎，或是時間拖得很久，最好去耳鼻喉科、口腔外科就診。

8【口吃症】

◆症狀

在人前說話時，會突然說不清楚。非常生氣時或在寒冷的地方，無法順利的說話。

◆原因

前述的症狀並非口吃症，只是暫時性的。一旦緊張時，任何人都會有這種症狀，不用擔心。

口吃症則是在平時想要說話時，舌和唇無法順暢的活動，很難順利的發出語言，與腦的異常等無關。說話結巴，可能是心理或環境等各種要因糾結造成的。

◆處理法

治療法就是在說話時不要緊張，使心情平靜。輕度的口吃症，則在說話前深呼吸或是數數字，找尋讓自己平靜的方法，就能夠減輕症狀。此外，養成放輕鬆說話的習慣，不要因爲害怕自己說話結巴而不敢說話，要盡量的在人前說話。

口吃症可以治癒，可以去看精神科或心療內科。此外，也可以找尋專治口吃症的諮商機構。

9【口臭】

◆原因

開口時出現臭味，表示口中不清潔，可能是牙齒沒有刷乾淨，或是「口內炎」、「扁桃腺炎」、「鼻腔內發炎」。

也可能是因爲內臟原因所致。如果帶有酸甜的氣味，則可能是「糖尿病」、「營養失調」、「脫水症」。

若有氨氣臭，則可能是「尿毒症」

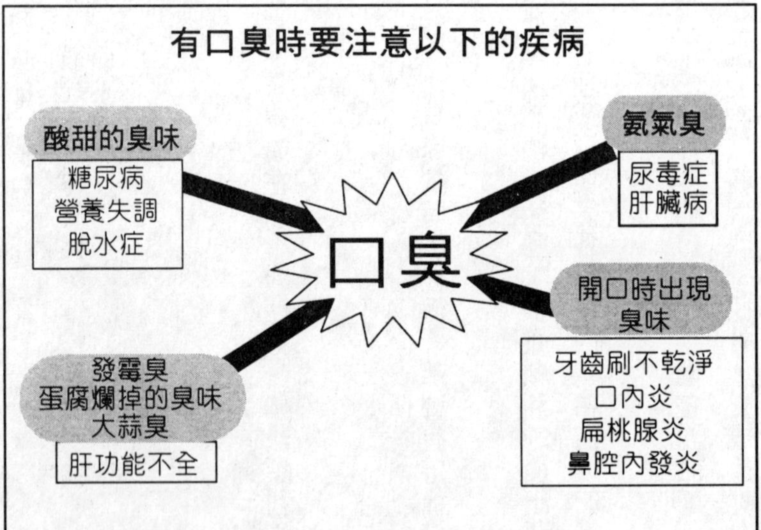

或「腎臟病」，要到內科接受精密的檢查。

假使出現發霉似的難聞氣味，則可能是「肝功能不全」。有時肝功能不全，也會出現類似蛋腐爛掉的臭味或大蒜臭。

◆處理法

有時自覺口臭，但是別人卻渾然不知。不管如何，覺得異臭強烈時，就要接受內科醫師的檢查。

10【下痢】

◆症狀

一旦承受精神壓力時，就會想要上廁所。嚴重時隨時都會產生便意，恐懼的無法搭車上班。到公司之前，可能會多次下車上廁所，使得上班經常遲到。但是在家中放輕鬆時，肚子就非常正常，也不會因為持續下痢而減輕體重。

◆原因

一旦下痢時就不好了。原因是暴飲暴食、受涼或是食物中毒等。此外，飲酒過量或是食用刺激性較強的食物，也會引起下痢。有時罹患消化器官的疾病也是

下痢時的飲食生活注意事項

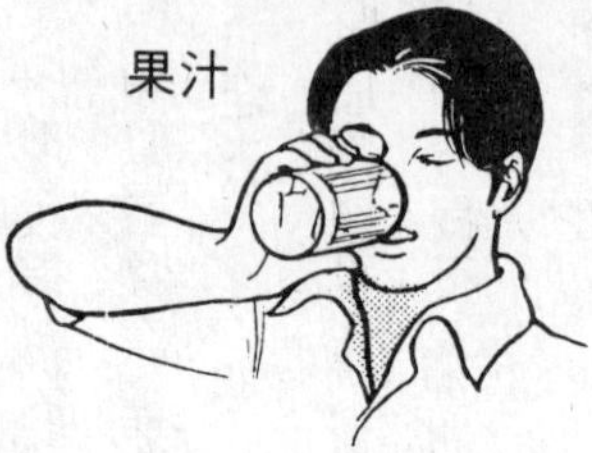

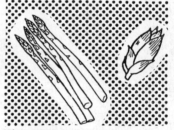

嚴重下痢時，要絕食半天～1天，攝取流質食品。

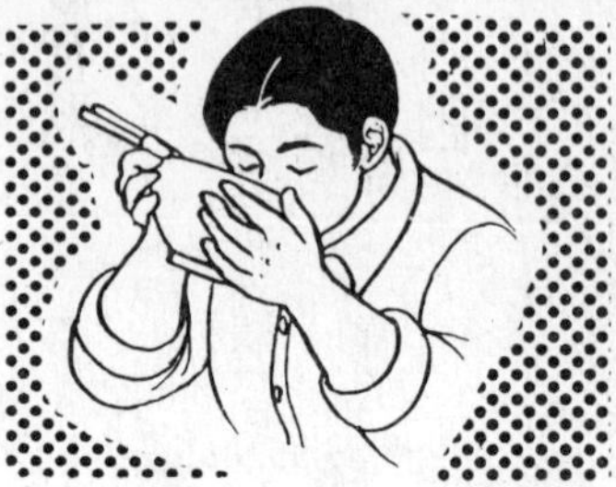

症狀好轉後，可以從粥慢慢變成普通的飲食。

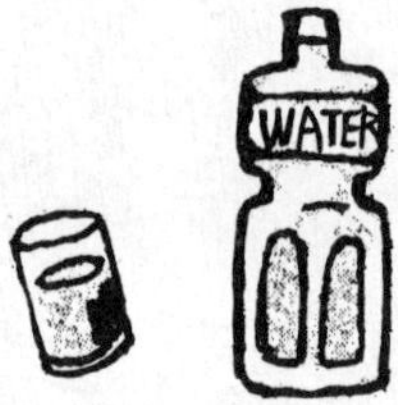

為了防止脫水，要補充水份。

避免纖維質、脂肪較多，刺激性較強的食品等。

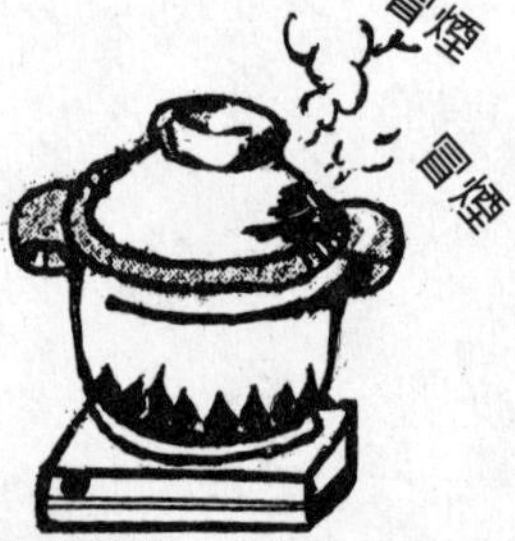

利用煮或蒸等容易消化的調理法。

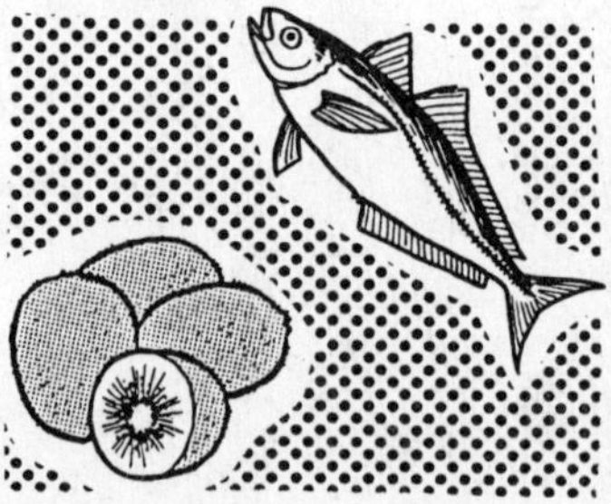

避免缺乏維他命或鈣質。

原因。

前述的症狀，是指內臟無異常卻有腹痛，引起下痢、便秘的現象，稱爲「過敏性腸症候群」，是壓力造成的。覺得是下痢，後來又變成便秘，下痢和便秘會交互出現。

◆處理法

如果沒有飲食過量、著涼、飲酒過量或是生活上的問題時，則要到心療內科接受檢查。這時最好的解決法，就是消除壓力的原因。

在日常生活中，可以參考二十二頁的插圖，避免牛乳等容易引起下痢的食物、刺激物，多吃些容易消化的食物。

11【內八字】

◆症狀

兩膝朝向內側彎曲的「X型腿」。周遭的人會說「走路像蛤蟆一樣」，讓人感到有些生氣。

◆原因

當腳的重心偏向內側時，很容易形成X型腿。看起來的確像「蛤蟆」走路的方式。因爲重心挪移，容易造成膝痛、骨盆歪斜與腰痛，令人擔心。

◆處理法

可以穿爲重心特別偏向內側的人所製造的鞋子，或是到足部護理處商量。

如果因爲X型腿而造成膝與腰的疼痛，可以進行整骨療法，能夠有效矯正身體骨骼的歪斜。若放任不管，等骨骼僵硬時就糟了。

12【月下巴】

◆症狀

下巴前端出現縱肌，稱爲「月下巴」。的

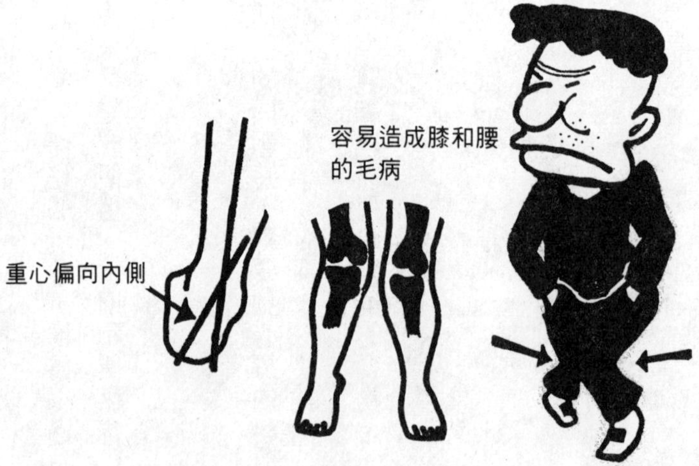

確很像臀部的形狀，令人不開心。

◆處理法

國外的大明星，像里奧納多・迪卡皮歐等，下巴出現縱肌而擁有月下巴的人並不少。你甚至可以對周遭的人說：「這是里奧納多下巴。」如果真的不喜歡這種下巴的形狀，那麼不妨去動整形手術。

基本上，會在下巴注入硅或是削除骨頭等，總之，要觀察整個臉的平衡再做決定。

13【手、手指顫抖】

◆原因

緊張或興奮時，手指經常會顫抖。一旦去除緊張狀態、心情放鬆，就能夠復原。

但是如果抖個不停，甚至連舌頭都發抖，那麼就有可能是「神經症」。不規則的顫抖，有可能是「歇斯底里」。寫字時手會顫抖，也是一種神經症。如果曾有抖到無法寫字的經驗，則可能會因爲非常在乎這件事，使得症狀惡化。

◆處理法

最好去神經科接受治療。通常會採用自我催眠，亦即是去除精神緊張的一種自我訓練法。

14【手腳冰冷症】

◆症狀

手腳冰冷症女性較多見，但是男性也會出現，有可能是「低血壓」。此外，「貧血」也會引起冰冷。夏天手腳冰冷，走路覺得疼痛，則可能是「動脈硬化」，這時要去看內科。

手腳冰冷，手指發白，或是出現紫紅色，感覺疼痛時，就可能是「雷諾症候群」。經常使用手指的職業，較容易出現此種疾病。疾病惡化時，不光是手指，連腳和口周圍都會出現症狀。

◆處理法

可以在家中進行「手腳冰冷症」的對策，也就是利用足浴，或按摩腳底，促進血液循環，藉此可以完全改善情況。如果拖延太久時，最好去看內科醫師。

15【少年禿】

◆症狀

雖然年輕，但是頭髮稀疏。如果自己已經到了中年人，還沒問題。但是從二十~三十歲層，或是十歲層開始，頭髮就慢慢的掉落，令人沮喪。

包括從額頭不斷朝頭頂部擴張型，或頂部頭髮稀疏型等，出現禿頭的症狀。參加同學會時，如果以前的同學看到你的頭時，卻會突然停止呼吸，那就表示狀況非常嚴重了！

◆處理法

參照「禿頭」（六十三頁）。

16【牙周病】

◆症狀

牙齦失去彈性，呈現鬆軟、紅腫的狀態，好像牙齒浮起來的感覺。咬蘋果或刷牙時會出血。

◆原因

牙齦紅腫可能是「齒肉炎」，出現牙齦腫脹、缺乏彈性的狀態。一旦惡化時，會變成「齒周炎」，就是所謂的「齒槽膿漏」。牙齒浮起，咬硬的東西、刷牙會出血。牙齒和牙齦間出現縫隙，出現了「齒周袋」。牙結石竄進了齒周袋中，使得牙齒鬆動。口臭嚴重，甚至無法咀嚼食物，最後牙齒掉落。一般而言，這種「齒肉炎」與「齒周炎」合稱爲「牙周病」。

◆處理法

牙周病進行最後階段時，會使牙齒掉落，無法再長回來。所以，從日常刷牙習慣中來預防牙周病很重要。每天要

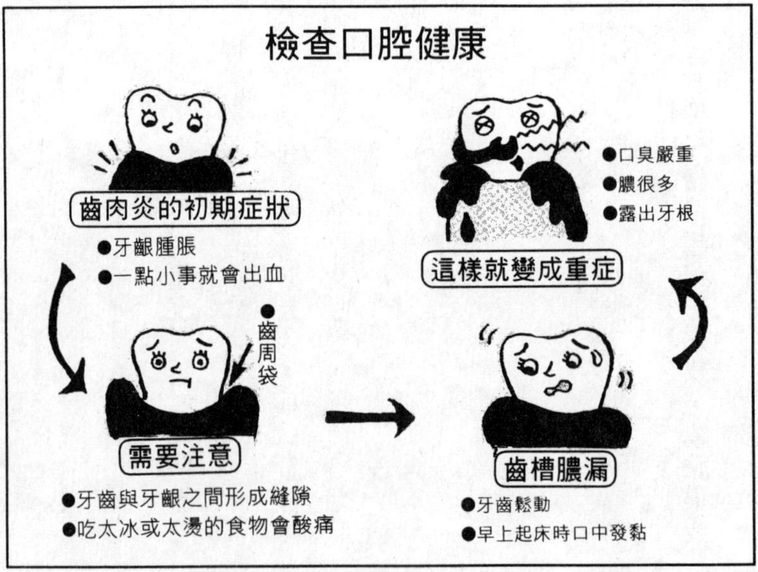

仔細刷牙，好好的去除齒垢。雖然刷到牙齒表面，但是齒間與內側，仍然有很多刷不到的地方。要利用將齒垢染成紅色的色素來檢查刷牙的程度，藉此了解自己刷牙的習慣。

17【牙齦出血、疼痛】

◆症狀

牙齦腫脹、疼痛，咬蘋果時摻有血絲。此外，牙齦顏色發黑時也要注意。

◆處理法

牙齦疼痛出血，可能是「牙周病」，放任不管會不斷惡化，一定要看牙科醫師，進行正確的牙齒護理。

18【不易熟睡、失眠】

◆症狀

雖然工作疲累，但是躺在床上，翻來覆去，就是睡不著。想到隔天要上班，越想睡就越睡不著。半夜四點以後才入睡，持續每天只睡二～三小時的狀態。

◆原因

人類的生理時鐘週期為二十五小時，每天會有一小時的差距。負責調整時差的則是日光。人一旦沐浴在陽光中，荷爾蒙就會分泌旺盛，重新調整與生理時鐘的差距。不能夠調整生理時鐘的人，可能是從事無法充分沐浴到陽光的工作，到晚上時反而頭腦更清晰。屬於熬夜型的人，也會有此種傾向。

此外，壓力也可能是睡不著的原因。

◆處理法

白天能夠盡量曬太陽，那麼生理時鐘就不會混亂了！最好去看專門醫師，將每天上床時間往後挪移二～三小時，固定在半夜十一點上床。不過療程要花五天，對

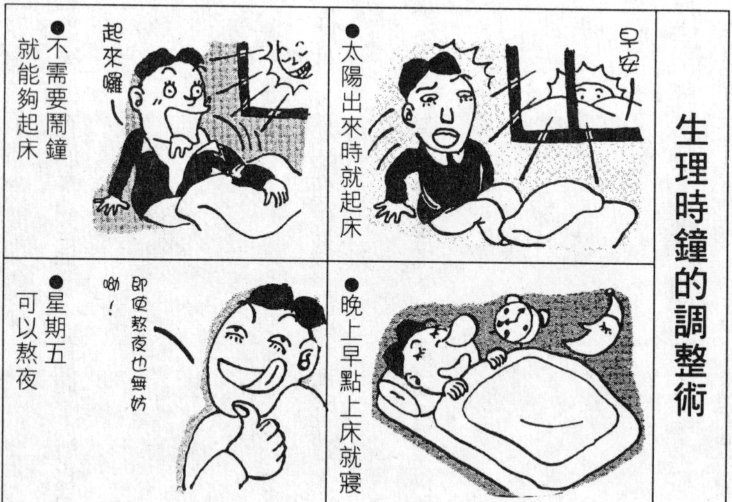
●晚上早點上床就寢

於要工作的人而言，可能辦不到。

建議各位使用與早晨陽光相同波長的醫療用日光燈，也可以去看精神科或心療內科。

如果是因爲壓力使然，那麼，只要解除沉重的煩惱或壓力，就可以痊癒。過著放輕鬆的生活，晚上早點就寢。如果症狀依然無法改善，則最好請精神科醫師開安眠藥。

19【心律不整】

◆症狀

脈搏跳動的規律混亂。尤其在運動後，呼吸的規律會混亂。

◆原因

脈搏跳動的規律混亂，稱爲「心律不整」。運動後，任何人都會呼吸混亂，不用擔心。但如果是疾病所致，則此時脈搏可能會停止幾分鐘。

◆處理法

如果是因爲運動或輕微的心律不整，則不用擔心。但是，如果脈搏停止跳動時，就要立刻叫救護車。此外，輕微的心律不整症狀，也可能是「心臟病」、「高血壓」所致。自覺到症狀時，要儘早做精密檢查。

20【心跳加快】

◆原因

當喜歡的人出現在眼前，或是在重要的幹部面前陳述自己的意見時，心跳加快是正常的現象，不用擔心。

上下樓梯或運動時，心跳加快、呼吸困難，是因爲平時運動不足造成的原因。有人則可能是輕度的「心臟功能不全」。如果沒有運動而出現心悸的現象，則可能是「自律神經失調症」。一旦在夜晚發作時，就需要特別注意。此外，如果心跳次數突然增加爲每分鐘一五〇～二〇〇下，立刻又恢復原狀，則可能是「陣發性心搏過速症」。

過度吸煙，酒、咖啡飲用過量時，也會心跳加快。因爲尼古丁、咖啡因與酒，都有使心臟活動旺盛的作用。

心跳加快時可能存在的疾病

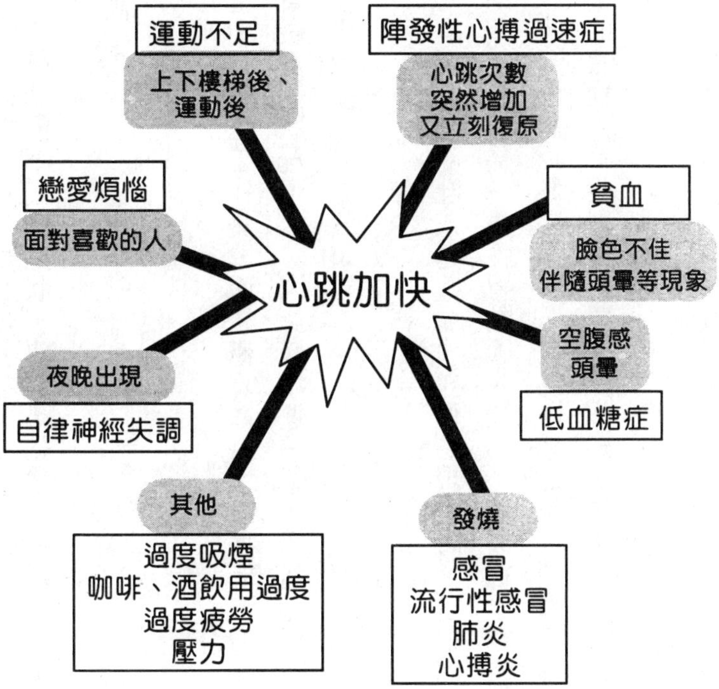
心跳加快
運動不足
上下樓梯後、運動後
陣發性心搏過速症
心跳次數突然增加又立刻復原
戀愛煩惱
面對喜歡的人
貧血
臉色不佳伴隨頭暈等現象
空腹感頭暈
低血糖症
夜晚出現
自律神經失調
其他
過度吸煙
咖啡、酒飲用過度
過度疲勞
壓力
發燒
感冒
流行性感冒
肺炎
心搏炎

◆處理法

如果是類似心臟功能不全的症狀，要儘早就診。最好去看循環器官內科。

21【心窩痛】

◆症狀

在公司被上司責備，工作失敗而鬱鬱寡歡時，藉著喝酒掃除鬱悶的心情。隔天覺得類似感冒般身體狀況不佳，因此服用退燒藥。突然心窩附近產生劇痛……感覺噁心，嘔吐物中摻雜著血液。

◆原因

心窩疼痛，有噁心、嘔吐或是吐血、血便的現象時，這是因爲精神壓力加上酒、藥劑發病的關鍵，稱爲「急性胃黏膜病變」。是最近年輕的生意人、OL之間常見的病變。容易引起反應的藥劑，包括阿斯匹靈、吲哚美洒辛等具有解熱、鎮痛、消炎效果的藥物。有些則會和類固醇、抗生素產生反應。此外，蒜、煙等也會成爲誘因。

◆處理法

去看醫師，請他給你胃黏膜保護劑。然後讓胃靜養，消除壓力的原因。此外，酒或碳酸飲料、咖啡、蒜、香辛料、橘子等柑橘類等，會促進胃酸的分泌，最好不要攝取。

22【打呵欠】

◆症狀

在沒進展的會議中，或是與無法做出回答的人商談，感覺受不了時，相信大家都會有因爲開始「哇啊」的打呵欠而遭上司白眼的經驗。

◆原因

打呵欠是腦部缺氧所致。缺氧時，腦功能會變得遲鈍而茫然，產生睡意。這時會因爲想吸入大量的空氣而打呵欠。

◆處理法

不要勉強忍耐打呵欠的慾望，張大嘴打個呵欠對健康有益。

在會議或是商談中，基於禮貌關係無法打呵欠時，可以坐正身體，好像在深呼吸似的。有人會認為這是「鼓舞幹勁」的表現。

23【打嗝】

◆原因

因為橫膈膜痙攣所致。

◆處理法

通常放任不管會自然停止，但是，如果在會議或商談中發作而想要停止的話，可以嘗試①一口氣喝光水；②慢慢小口喝水；③深呼吸後暫時停止呼吸；④敲打胸部或背部等方法。

打嗝也會成為一種習慣。此外，打嗝時間太長時，可能是心因性使然，最好去看內科或神經科。

24【打鼾】

◆症狀

在睡眠中會發出很大的聲響。有時只有吸氣發出聲音，有時不管吸氣、吐氣都會發出聲音。鼾聲太大時，會趕緊停止呼吸，等恢復呼吸時又會開始打鼾。

◆原因

打鼾的最大原因就是用口呼吸。人在睡覺時，全身的肌肉，包括喉嚨與舌的肌肉都會放鬆。這時如果利用口呼吸，空氣從口的上部深處通過軟腭時，氣流會震動而發出聲音，這就是打鼾。

因爲鼻塞或是某種理由，身體判斷用口呼吸比較輕鬆時，就容易引起打鼾。

壓力或疲勞、喝酒等，會導致副交感神經興奮，或是睡眠時鼻塞，就容易引起打鼾。不過這只是暫時性的，不用擔心。

此外，胖子由於喉嚨深處有脂肪附

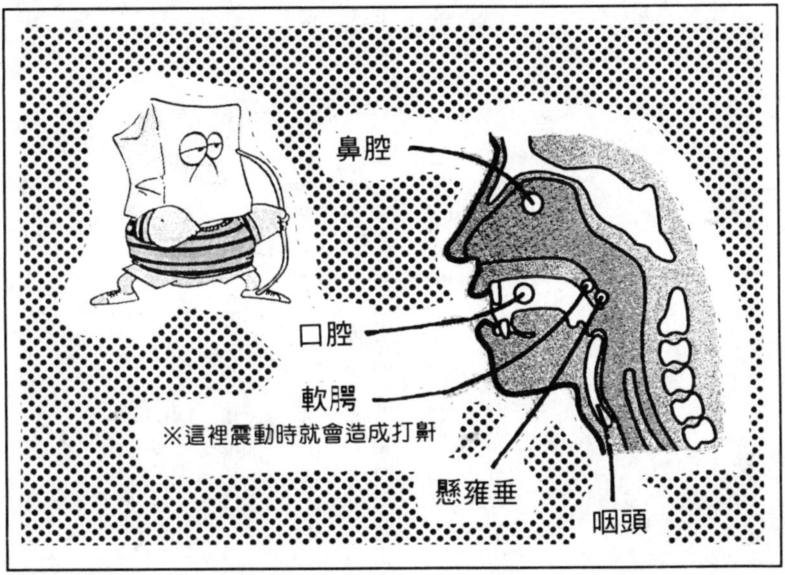

著，使得喉嚨狹窄，成爲打鼾的原因。如果每天都會打鼾的人一定要注意，大都是得了「過敏性鼻炎」、「鼻瘜肉」或「鼻蓄膿症」等鼻子的疾病。

打鼾中途停止呼吸，會出現「睡眠時無呼吸症候群」。這些症狀從四十歲以上男性較多見。停止呼吸時間從三十秒到一分鐘左右，會在睡眠中反覆出現。如果持續此種狀態，進入體內的氧量就會減少，因此，早上起床時覺得身體倦怠，缺乏集中力。

◆處理法

如果是因爲疲勞、壓力、喝酒等原因造成的，可以藉著側躺或改變枕頭的高度來停止打鼾。此外，也可以到耳鼻喉科就診，使用暫時消除鼻塞的噴霧劑。

如果是每天一定會打鼾，或是出現睡眠時無呼吸症候群症狀的人，一定要到醫院接受診察，因爲可能是低氧血症導致高血壓或心律不整。

25【失眠症】

◆症狀

躺在床上、閉上眼睛依然不能睡著。或是睡眠較淺，會因爲一些小小的聲響立刻醒來。

◆原因

熬夜或是過著不規律的生活，造成睡不著或不能熟睡，就可能是「失眠症」。失眠是所有神經症共通的症狀。此外，神經症的人，會對自己的症狀感到十分煩惱，更容易造成失眠。

◆處理法

自覺自己是「失眠症」的人中，儘管取得必要的睡眠，依然認爲自己失眠。睡不著時不要太煩惱，只要想「身體需要睡眠時，自然就會想睡」。但是，如果因爲睡不著而身體倦怠時，就要去看精神科醫師，請醫師開安眠藥。

26【包莖】

◆症狀

陰莖龜頭被包皮覆蓋的狀態。包莖可分爲「真性包莖」、「假性包莖」兩種。

自己撥開包皮，將皮朝向根部往下拉，如果能夠見到龜頭，就是假性包莖。國內男性較多見，對於性行爲不會造成阻礙。但是，因爲包皮內側容易有恥垢積存，也容易引起發炎等。此外，由於包皮經常覆蓋，所以與普通的陰莖相比，比較不耐刺激，容易早洩。

真性包莖則是即使撥開包皮，也無法露出龜頭的狀態。因爲會對性交造成妨礙，所以要去看整形外科或泌尿科，及早動手術。

此外，還有「絞窄包莖」。沒有勃起時會露出來，不過一旦勃起時，陰莖無法露出，或是停止在途中。勃起時，不要勉強露出龜頭，以免一旦露出就無法復原，龜頭腫脹。這是三種包莖中需要緊急動手術的類型。

◆處理法

真性包莖與絞窄包莖必須立刻動手術。

假性包莖對性行爲沒有妨礙，但是包皮內部容易不清潔，所以最好動手術。

手術有三種方法。將包皮往根部拉，用線縫合的「縫合法」，適合輕度的假性包莖。此外，不使用線，而用醫療用的特殊接著劑，在龜頭裸露狀態下的接著的方法也不錯。

另外，就是切除龜頭周圍多餘的皮膚，加以縫合的方法。疤痕不明顯，而且是使用會自然融化的縫合線，所以不需要看門診拆線。

各種包莖手術

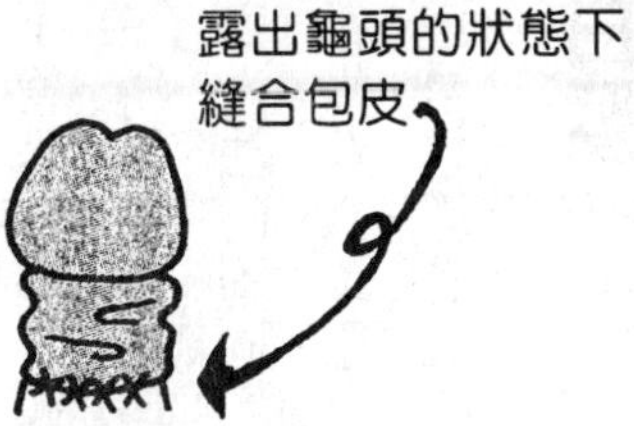

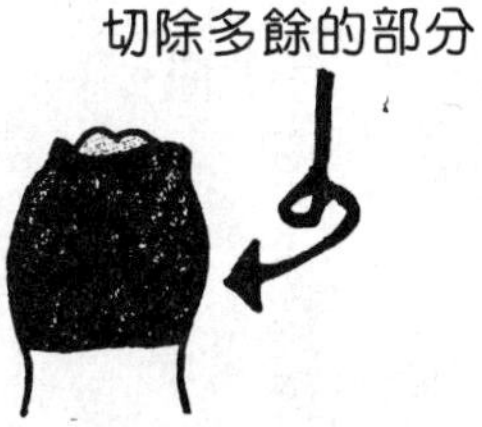

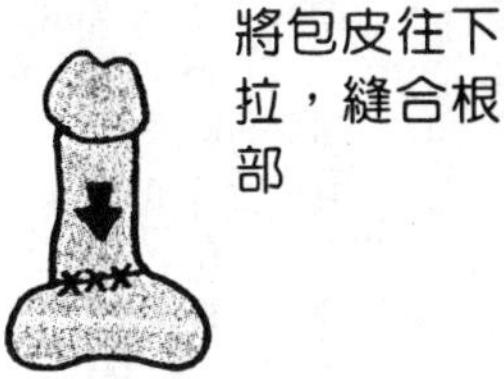

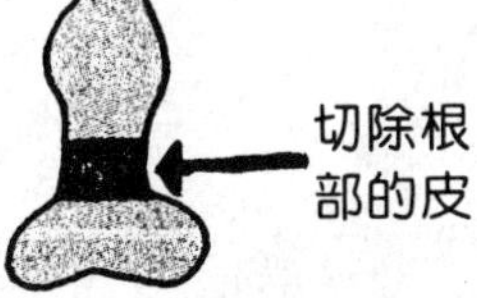

包莖的種類

假性包莖

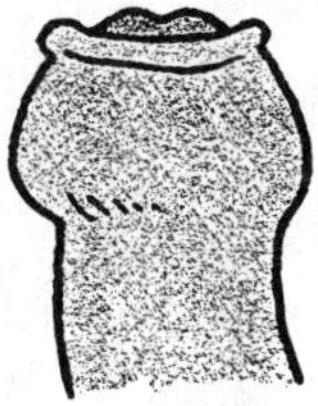

真性包莖

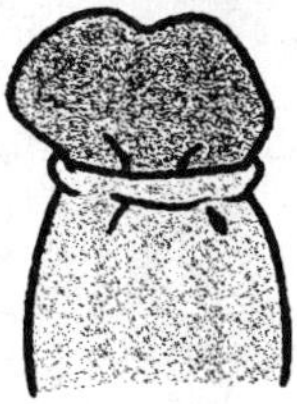

絞窄包莖

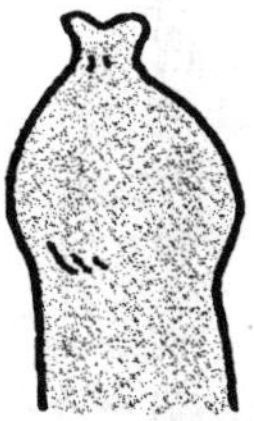

此外，還有切除陰莖根部皮膚的手術法。手術疤痕會被陰毛蓋住，幾乎都看不見。不管是何種手術，時間大約需要三十分鐘，不超過一小時。因爲會進行局部麻醉，所以不會疼痛。

依手術法的不同，有的在手術當天就可以淋浴。在手術結束一～三週後，就可以進行性行爲或手淫。此種手術，一定要找泌尿科或美容外科諮商。在外科手術中，這是已經確立的簡單手術，不用害怕，一定要去看醫師。

27【白髮】

◆症狀

有一天從鏡子中發現黑髮中摻雜著白髮，或是妻子突然說：「咦？你好像有白頭髮囉！」

最初發現白髮，一定令人印象深刻。此外，也有可能發現白色的鼻毛，或是萬黑一白的眉毛，不見得一定都是頭髮。

◆原因

頭髮會變黑，是因爲頭髮根部的黑素細胞所造成的。

先說明一下頭髮生長的構造。在頭髮根部，有如球根般膨脹的「毛球」，在此頭髮根源的毛母細胞會分裂，而製造出頭髮。由於毛母細胞附近有色素細胞，所以頭髮的細胞是黑色的。隨著年齡的增長，這個色素細胞的功能降低，因此會形成白髮。

男性從三十歲開始，色素細胞的功能就會開始衰退。一旦接受強烈壓力或精神打擊時，黑素細胞也會受到影響，使白髮一口氣增加不少。有人說「白髮的人不會禿頭」、「拔掉白髮會長更多的白髮」，這些都是無稽之談。

◆處理法

市售的染髮劑很多，可以購買自己喜歡的商品，在家中輕鬆的染髮。從混合二種藥劑的方法，到現在一種藥劑即可輕鬆染髮的商品，都可以嘗試。此外，「頭髮染色」也掀起了旋風，可以自由選擇顏色來染。

28【皮膚白】

◆症狀

肌膚很白，看起來很不健康，給人孱弱的印象。想擁有健康的小麥色肌膚。

◆處理法

肌膚變黑是因爲存在肌膚內的黑色素與陽光中的紫外線產生反應。如果到沙龍，使用紫外線機曬皮膚，就可以曬成美麗的小麥色。

若想不花錢使皮膚變黑，則建議你使用日光浴。市售的使全身曬黑的銀色反射光墊子等也可以加以利用。

但是，皮膚白皙的人，大多對紫外線很敏感。所以在曬肌膚時，能夠調整紫外線量的防曬乳液是不可或缺的。最初可以使用隔離效果較高者，然後慢慢更換成加強日曬效果的物質。一次大量暴露在紫外線當中，可能會得皮膚癌，所以要循序漸進的使皮膚變黑。

最終手段就是使用棕色系列的化妝品。可以到男性化妝品賣場和專業人員商談。

29【皮膚黑】

◆症狀

「皮膚黑」是指天生的膚色就黑。即使在辦公室工作，也有人說：「放假時你到哪裡去玩啦？曬這麼黑。」讓人有此種偏見。而女生會說：「只知道玩，頭腦一定不好。」被人這麼一說，真想要擁有白皙的肌膚……。

◆原因

肌膚的性質、顏色都因人而異，各有不同。不是曬太陽而天生膚色黑的人，膚質較強，所以不容易長面皰等，也不容易有肌膚問題。

◆處理法

對煩惱的人說：「健康不是很好嗎？」這種安慰沒有任何意義。要使肌膚白皙的方法，女性會使用「美白劑」來抑制肌膚內部黑色素的生成。重點是要持續使用，長期使用才可以使成分滲透到肌膚內部，使其逐漸變回白皙的肌膚。

30【左撇子】

◆症狀

用左手拿筷子或筆的人，稱爲「左撇子」。

電腦的滑鼠，擺在左側比較容易處理，所以，和別人共用電腦時很難適應。此外，車票也很難放入自動收票口，公共電話、果汁與煙的自動販賣機也不易使用。打高爾夫球，需要找左撇子用的球桿；打棒球時，要使用左撇子用的手套。在高爾夫球練習場，需要與別人面對面練習，也許對方會討厭你，很難使用剪刀等…。各種的設施與工具，大多是爲慣用右手的人製造，因此使用起來很辛苦。

一旦積存這種日常生活的壓力，會促使左撇子縮短壽命。

◆原因

人類以外的動物，並沒有出現慣用手或腳的情況。此外，有八成剛出生的孩子，兩手都可以自由地使用。

從出生四十週以後，會經常使用單側的手，五歲時決定慣用手。爲何會成爲左撇子，原因不明。家人中有人慣用左手時較容易出現。此外，據說利用右腦處理語言的人，比較容易出現此種現象。但這些都不是定論。

◆處理法

學齡前的兒童還沒有問題，但是長大成人後，左撇子的習慣就很難矯正了。勉強矯正，會增加壓力，因此不需要治療。但是，用左手按下電器開關時，如果觸電，則電流會直接衝擊到心臟而死。所以，如果要觸碰有觸電之虞的東西，就一定要充分做好絕緣對策，或是用右手操作。

31【地中海型禿頭】

◆症狀

有一天突然頭髮掉落，等到驚訝的想要確認時，卻發現頭髮掉落的範圍，如十元硬幣般大。如果能夠藉著頭髮完全隱藏當然沒問題，但如果是短髮，或是正好在頭髮的分隔線上時，就很難隱藏。

儘管想巧妙的隱藏，在風強的日子中，依然可以見到被吹開的掉髮部位，導致不想外出。

◆原因

容易因爲工作或家庭問題，產生壓力時而發生。頭髮的形成，主要由男性荷爾蒙發揮重要的作用。在壓力積存時，具有生長毛髮作用的「毛母細胞」停止分裂，使得部分頭髮掉落。

◆處理法

只要去除精神壓力，就能夠使症狀消失。所以，到心療內科接受輔導，是停止掉髮的好方法。

32【多汗】

◆症狀

即使非夏天也很會流汗，會出現身體倦怠、缺乏食慾等症狀。腋下和手掌，身體的某一個部分會異常冒汗。

◆原因

得了感冒或流行性感冒時會大量流汗。此外，興奮時也容易局部冒汗，是屬於局部性多汗症，這些都不是問題。但如果汗很多的話，則可能是「症候性多汗症」。原因可能是腦的異常，或是「酒精依賴症」，要先到內科和內分泌科接受診治。此外，如果睡覺時會冒汗，可能是工作或壓力過度沉重造成的，一旦解決問題後就能夠減輕症狀。但是如果拖太久，就可能是自律神經失調症了。

在激烈運動後，會意識模糊、冒冷汗，則可能是「糖尿病」造成的低血糖狀態。嚴重時可能會意識不清，所以要立刻接受醫師的診治。

◆處理法

流行性感冒與興奮時的大量流汗，原因各有不同。如果只是冒汗的話，應該不用擔心。如果是其他的情況，最好去看內科與內分泌科。

33【耳朵聽不見】

◆原因

持續過度疲勞、極度緊張興奮，或是耳垢積存時，都可能聽不到聲音，一定要把耳朵清理乾淨。但是，有一可能是耳垢阻塞了外耳道，稱爲「耳垢栓塞」的疾病。這時就要到耳鼻喉科請醫師診治。

得了「外耳炎」、「急性中耳炎」、「滲出性中耳炎」，耳朵會聽不見。此外，得了「梅尼埃爾病」等耳朵以外的疾病，也可能導致聽不見。

◆處理法

最好去耳鼻喉科就診，因爲有可能是得了耳朵方面的疾病。

34【耳鳴】

◆原因

耳朵好像被捂住般發出聲響，則是「急性中耳炎」的初期症狀。耳鳴後不容易聽到聲音，則可能是「滲出性中耳炎」。此外，還有「梅尼埃爾病」（耳性眩暈病）、「急性音感性重聽」、「突發性重聽」等，也會出現耳鳴現象。另外，也可能是「貧血」、「腦動脈硬化症」及不明原因等。

◆處理法

有可能是大病，最好趕緊到耳鼻喉科就診。

35【血尿】

◆症狀

尿帶紅色、混濁，可能是急性腎炎或急性膀胱炎等疾病。

◆處理法

都要去看泌尿科。

36【早洩】

◆症狀

插入後，在對方滿足之前就射精，稱爲早洩。關於「早洩」的定義有各種不同的說法。不過以時間而言，插入後，在三分鐘以內射精，就稱爲早洩。此外，在插入前就射精，也算是一種早洩。

◆處理法

從插入到射精爲止的時間具有個人差異。國人大約爲二～十五分，平均爲五～六分。

但是，女性在短時間內無法達到高潮，因此，需要多花點時間進行前戲。在女性達到高潮之前插入，就可以去除「早洩」的印象。

想要持續更久的人，最好去看解決男性煩惱的專科。治療法包括服用鎮定劑以及塗抹陰莖神經麻痺藥等。

一般防止早洩的方法有以下幾種：

①手掌冷卻法

在枕邊擺冰毛巾、冰袋、冰咖啡罐、啤酒罐等，直到快要射精時，趕緊握住這些東西冷卻手掌，就可以使射精神經瞬間麻痺而持久。

②二度射精法

利用手淫的方式，先射精一次，第二次再開始性交，就能夠延長早洩的人射精的時間。

③拉下睪丸法

快要射精時，將睪丸朝下用力拉，使得射精神經瞬間麻痺，就可以拖延射精的時間。

④敲龜頭法

平時就用可樂瓶或啤酒瓶等，輕敲龜頭前端，加以鍛鍊。藉著敲打，可以使龜頭皮增厚，變得鈍感而持久，這是自古以來就實踐的方法。

⑤牙刷鍛鍊法

使用舊牙刷摩擦龜頭。剛開始會疼痛，但是漸漸的就會麻痺了。一天持續刷十～二十分鐘，每天持續進行。這是打撈遠洋鮪魚的漁夫們互相流傳的方法。在長久的航海之旅中，如果太快射精就太掃興了。

⑥手淫中斷法

透過手淫而快要射精時，停止手指的動作，忍耐射精。一次手淫，進行五～六次的中斷，就能學會持久力的秘訣。

防止早洩法

●平時就可以訓練的方法

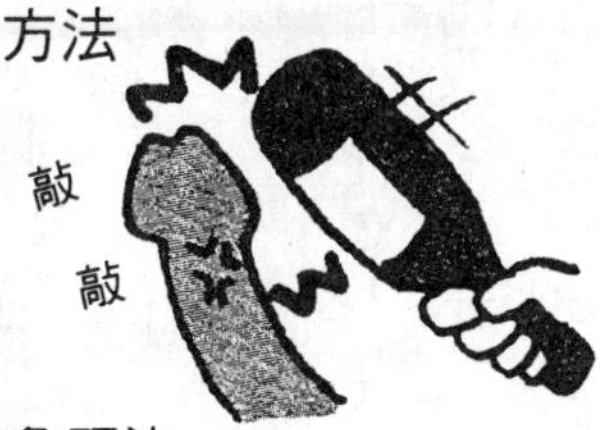

敲龜頭法

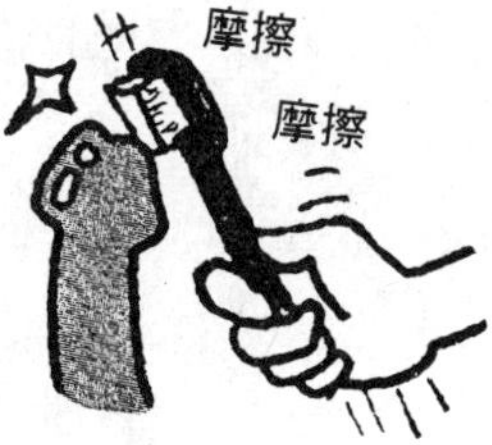

牙刷鍛鍊法

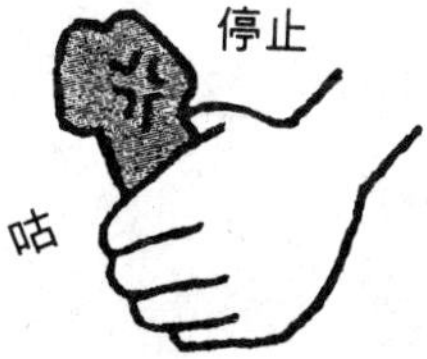

手淫中斷法

●進行性行為時可以嘗試的方法

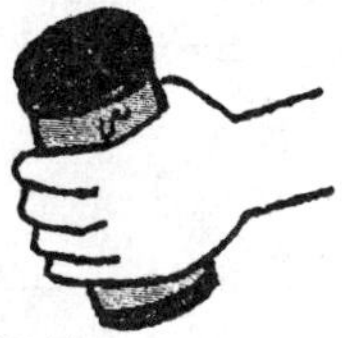

手掌冷卻法

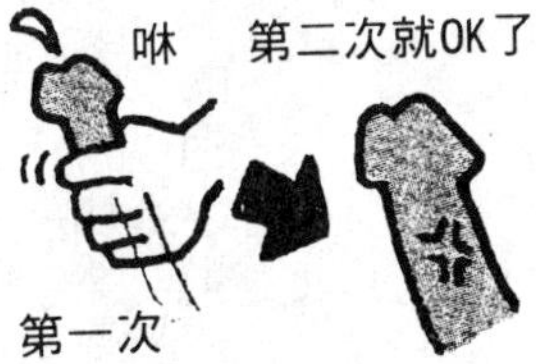

二次射精法

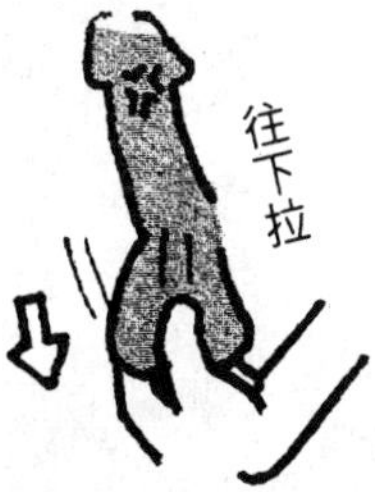

拉下睪丸法

37【早晨起床痛苦症】

◆症狀

早上無法起床，即使起床仍是頭腦茫然，上午會發呆。到下午時，就會恢復身體狀況而充滿元氣。

◆原因

即使沒有熬夜，早上起床時會覺得痛苦，可能是血壓較低的緣故，也就是「低血壓」的典型症狀。大都是體質的影響，但也可能是其他疾病導致低血壓。

◆處理法

首先要到內科接受診察，醫師會開升壓劑。不過升壓劑會對胃腸造成強烈副作用，所以服用時一定要遵從醫師的指示。

38【汗腳】

◆症狀

汗腳是指腳底踩在地上時，會留下明顯冒汗的腳印。穿了長靴之後，即使穿著襪子也會留下腳印，而不敢去別人家。此外，腳的臭味強到連自己都很在意。

◆原因

原因之一是血液循環不良。此外，有人在體質上腳底的皮脂分泌旺盛。

◆處理法

原因是血液循環不良，回家之後泡腳或是泡澡按摩腳底都有幫助。此外，維他命E可以促進血液循環，因此，平時就要多攝取富含維他命E的糙米和南瓜、鱷梨、蛋黃、生海膽、芝麻等。

同時保持腳底的清潔，避免細菌繁殖。

39【光過敏】

◆症狀

因爲陽光中的紫外線，使得皮膚糜爛，出現濕疹等疾病。臉部、後脖頸、手臂等露出的部分，會出現症狀。

◆原因

正常人皮膚中的黑色素可以保護皮膚，免於紫外線的傷害。但是「光過敏症」

的人，會對紫外線產生敏感反應。

◆處理法

首先去看皮膚科。如果知道過敏原是陽光的話，則必須採取塗抹防曬乳或是戴帽子等的對策。

40【舌頭顏色不佳】

◆症狀

照鏡子扮鬼臉時，發現舌頭顏色怪怪的，好像表面覆蓋白苔。

◆原因

舌頭表面好像覆蓋白苔的狀態，是因爲「舌苔」造成的。有時是褐色或黑色。唾液分泌較少，或是抽煙的人較常見。此外，因爲疾病而發燒、有消化器官的毛病時，也會出現這種症狀。

◆處理法

老煙槍最好暫時戒菸。如果不吸煙卻仍然出現這種症狀，則最好去看內科醫師。

41【肚子發脹】

◆原因

如果廢氣積存，則在敲打時會出現砰砰的聲音。但是「便秘」時，因爲肚子沉重，因此也會發脹。如果不是發脹，而是有浮腫的感覺，則可能是「腎炎」等疾病。胃灼熱或是胃積食等因爲飲食原因而疼痛時，則可能是「胃潰瘍」或「十二指腸潰瘍」等消化器官的疾病。

◆處理法

不管何種情況，都要到內科就診。

42【尿色深】

◆症狀

平時呈現透明、淡黃色的尿，卻變成深黃色的。

◆原因

尿會因爲發燒、流汗、下痢、身體流失水分而形成深黃色。早上頭一泡尿，會因爲濃縮的關係而顏色較深。如果身體狀況良好的話就不用擔心了。

◆處理法

根本是不需要擔心的問題。但如果長期持續時，有可能是內科方面的疾病，最好到內科接受診察。

43【尿路結石】

◆症狀

腎臟或輸尿管、膀胱等特定部位疼痛，摻雜血尿，同時排出結石與尿液。

◆原因

尿的成分凝固成石頭而感到疼痛。依石頭存在的部位不同，稱爲「腎結石」、「輸尿管結石」、「膀胱結石」、「尿道結石」，該部分會產生劇痛。

◆處理法

先去看泌尿科，利用利尿劑等，促進結石的排出。與膽結石相同，可以利用雷射或是超音波，擊碎石頭來治療。症狀較輕時，可以大口喝啤酒，促進排尿、排出石頭而痊癒。但是並不是個好方法，最好聽醫師的指示。

形成結石處

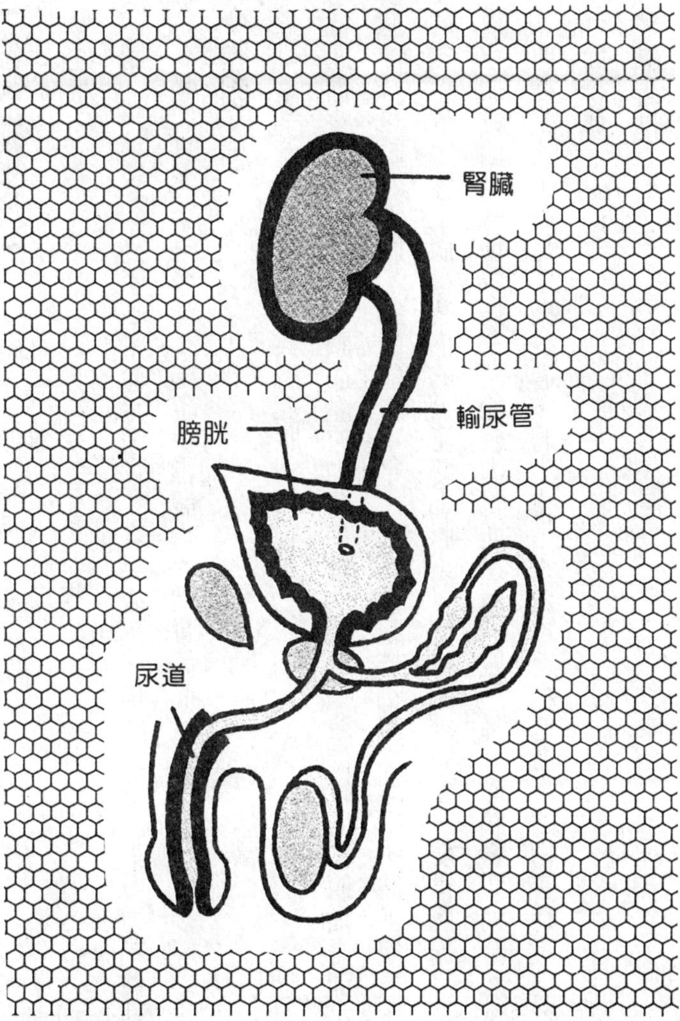

44【低血糖症】

◆症狀

頭腦一片茫然，到了下午產生睡意。容易疲倦、焦躁，缺乏集中力或幹勁。此外，身體容易發冷、發汗，出現手指發抖、頭暈等症狀。

這就是「低血糖症」的典型症狀。

◆原因

低血糖症是指無法順利調節血液中葡萄糖（血糖），使得血糖值變得非常低的疾病。一旦缺乏糖時，腦的能量不足，因此頭腦無法發揮作用。為了恢復下降過度的血糖值，腎上腺會旺盛的分泌腎上腺素，使得神經興奮，變得焦躁易怒。

以往認為治療「糖尿病」可能會因為血糖值過度下降，而胰臟潰瘍時，也會出現低血糖症。不過最近攝取過多的甜食，或是缺乏維他命、礦物質時，也容易出現低血糖症。

◆處理法

這是目前認知度較淺的疾病。看醫師時，醫師可能說無異常。不少醫師認為這是不定愁訴。

預防法就是攝取營養均衡的飲食。一定要立刻戒除每天喝可樂的習慣，攝取含有豐富維他命與礦物質的飲食。

45【低血壓】

◆症狀

早上無法起床。即使起床，到了下午依然覺得頭腦茫然，可能一整天發呆。有時會以熬夜當成睡懶覺的藉口。平常見人就說「我得了低血壓」的人，多半是得了假低血壓。

◆原因

「低血壓」是指心臟送出血液的壓力較低。通常，收縮壓低於一〇〇mmHg稱爲低血壓。由於血壓較低，血液循環不良，因此會出現疲倦、倦怠等症狀。尤其早上剛起床時血壓最低，所以無法起床，或是出現持續發呆的症狀。

◆處理法

取得足夠的睡眠，儘早就寢，三餐飲食均衡，特別要吃早餐。攝取蛋白質、維他命較多的飲食，做適度的運動，就能夠使血液循環順暢而減輕症狀。

46【禿頭】

◆症狀

包括剃去額頭頭髮露出的M形，和從額頭中央後退的U形，以及從頭頂部頭髮稀疏的O形等。

◆原因

禿頭的構造不明。據說血液循環失調，營養、荷爾蒙不平衡、皮脂過剩、遺傳等，都是重要的因素。

◆處理法

關於禿頭，有很多的民間療法與商品，最普遍的就是生髮劑。包括塗抹在頭上的生髮劑，以及服用的口服液，經過臨床實驗證明，對於半數的人都有效。

確實想增加毛髮的話，可以利用植毛或戴假髮等方法。最近技術進步，可以讓毛與自己的頭髮糾纏在一起。或是戴假髮時，利用刷子將自己的頭髮拉出，就看不出自己是否戴假髮了！可以到專門進行增毛、植毛的診所就診。

平時的護髮也很重要。不使用含有大量香料、刺激性較強的洗髮精。此外，也要戒掉使毛細血管、血液循環惡化的煙，避免堆積壓力。

47【虎牙】

◆症狀

犬齒從齒列突出，笑容非常可愛，但是閉上嘴的時候，口中的皮膚好像上抬似的。只要稍微撞到臉，犬齒就會咬到嘴唇，或是在刮鬍子時弄傷嘴唇。

◆處理法

最好去看牙科或是美齒科，不需要拔牙，就能擁有美麗的齒列。

48【呼吸急促】

◆症狀

運動過後會呼吸急促是正常的。但是沒有活動身體，緊張時會呼吸急促，到了令周遭的人擔心的地步，就是明顯的身體狀況不佳。如果手腳漸漸麻痺，就是「換氣過度症候群」。

◆原因

任何人在緊張時，都會感覺呼吸困難。但是，如果劇烈發作的話，就可能是換氣過度症候群。過度呼吸會導致體內氧過剩，二氧化碳不足，大都是心因性造成的。

◆處理法

情緒不安時，症狀就會惡化。因此一旦發作時，就要使自己平靜下來，避免呼吸急促。同時可以將紙袋或塑膠袋罩住口呼吸，將體內缺乏的二氧化碳吸入體內。一旦治癒後就要去看醫師。如果出現此種不安症狀時，醫師會給予明確的建議，去除不安。而且要以輕鬆的心情去看心理醫師。

49【放屁】

◆原因

放屁是一種人的自然現象。通常人的消化管中，有大約一〇〇毫升的氣體，這是吞嚥空氣或是分解食物時產生的。其中大約有一成會以噯氣或是放屁的方式排出體外。

一直放屁，可能是胃液減少、腸內細菌變化等造成的。也有可能因爲服用藥物，使得腸內的氣體增加。

屁的味道，有時會臭到連鼻子都扭曲。刺鼻的臭味或是像東西腐敗的惡臭等臭屁，可能是「慢性腸炎」或是「大腸癌」的徵兆，一定要到內科接受診察。

◆處理法

因爲是自然現象，所以不用太在意。但是如果一直在人前放屁時，則可以利用飲食生活減少屁的排出。

①、屁的原因是吞嚥空氣。所以沒有充分咀嚼食物，很快就吞下，或是吃得太快，邊吃邊說話等都是原因。在用餐中，食物一旦放入口中就不要說話，充分的咀嚼非常重要。

減少屁的方法

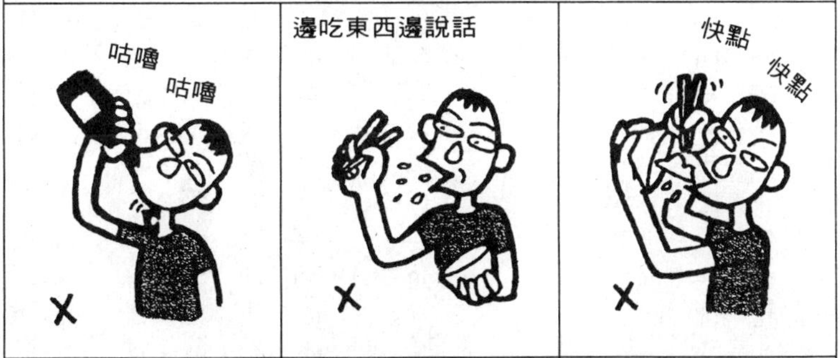

不要將飲料一飲而盡	不要一邊吃東西，一邊說話	不要吃太快，要充分咀嚼才好。

此外，也不要大口的喝飲料。吃麵喝湯時不要太快，最好不要喝碳酸飲料等……，這樣就可以減少吞入體內的空氣量。

②、要避免食用容易在腸內發酵的食品。經常聽人家說：「吃烤蕃薯容易放屁」。薯類食品容易發酵，容易變成屁。豆類、牛蒡、西洋芹、蒟蒻等也容易產生氣體。但是，這些物質含有豐富的食物纖維，能夠保持腸內菌的均衡，對健康而言是很好的食品。一旦缺乏時，會使腸內環境惡化，成爲放出臭屁的原因。不攝取的話，反而是本末倒置的做法。

如果隔天有重要會議或約會時，最好避免攝取這些食品。平時要充分攝取，保持腸內的元氣。

50【夜尿症】

◆症狀

晚上睡覺時，下半身有溫熱感，趕緊跳了起來，發現竟然尿床了。已經是大人，如果被別人知道自己尿床，會被人嘲笑的。這個年紀還尿床，自己是不是有病呢？

◆原因

「夜尿」是睡眠中小便的意思。在無法靠自己力量進行排尿調節的幼兒期，自然會有此種現象。但是，隨著中樞神經發達自然就會痊癒。如果到青春期或長大成人後，還會出現夜尿症，就可能是肉體、精神壓力，使得中樞神經無法控制所致。

戰時士兵尿床的比例爲平日的十倍，所以要先去除壓力的原因。

◆處理法

長大成人後得了夜尿症，就是嚴重的壓力所致。一旦去除這種精神壓力，自然就能夠痊癒。如果沒有任何問題卻經常尿床，最好去看泌尿科。

51【油性】

◆症狀

即使早上已經洗過臉，到公司時仍然會冒油，給人油膩的印象。就好像臉上泛油光的老人般，到底該怎麼辦呢？

◆原因

每個人的膚質都不同，此種應該是屬於「油性」。臉部皮膚表面的皮脂分泌旺盛，尤其額頭和鼻肌（T字區）容易冒油。

◆處理法

除了勤於洗臉外，外出時可以使用「吸油面紙」等。將小小的薄紙壓在皮膚表面，就能夠吸附冒出的油脂。市面上也有男性用的吸油面紙，攜帶方便，可以嘗試。

52【食物過敏】

◆症狀

吃了鯖魚、沙丁魚等青魚類，以及蝦、蟹等貝類食物時，會出現嘔吐、下痢的現象。吃了蕎麥麵時，體內出現蕁麻疹。有時光是口接觸食物，就會出現發麻的感覺。這類的過敏，有時表現不明顯。也許之前沒有問題，但突然又會出現反應。像國人就容易對牛乳過敏。

◆處理法

特定出原因食物，不要再食用是唯一的方法。最好去看內科，找出過敏原。

不容易引起過敏的食物

洋薊蕾、蘆筍、杏、大麥、蔓越莓、米、甘藷、砂糖、茶、梨子、胡蘿蔔、蜂蜜、葡萄、花椰菜、桃子、羊肉、黑麥、蒿苣、葡萄乾等。

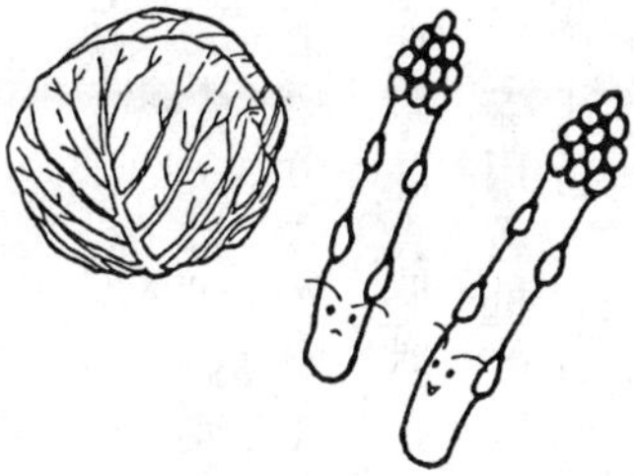

偶而會引起過敏的食物

鱷梨、白蘿蔔、南瓜、花菜、高麗菜、牛肉、小黃瓜、雞肉、咖啡、胡椒、芝麻、四季豆、西洋芹、洋蔥、櫻桃、香蕉、加州梅、菠菜、蘑菇、芒果、薄荷、山藥、蘋果等。

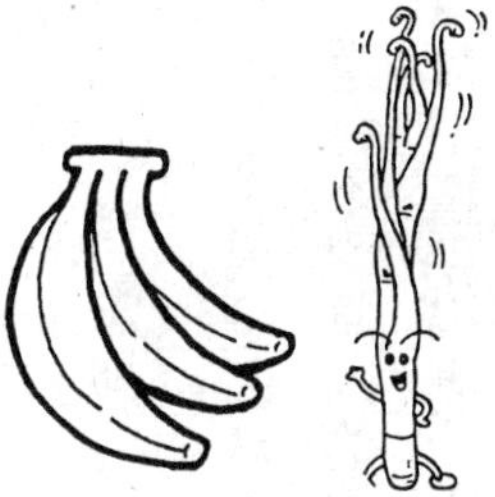

容易引起過敏的食物

酒精飲料、酵母、蝦、橘子、蟹、柑桔類、可樂、可可、小麥、魚、醋、蕎麥、大豆製品、蛋、巧克力、玉米、番茄、堅果、乳製品、鳳梨、花生、豬肉、芥末、豆類、葡萄酒等。

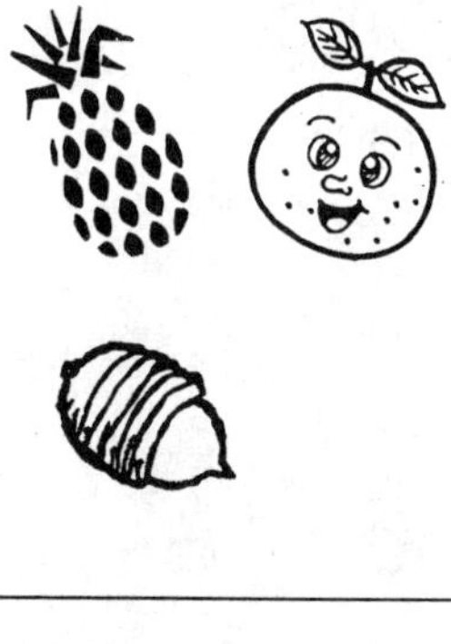

53【肥胖】

◆症狀

運動的人一旦停止運動，就會發胖。或是因爲新婚妻子的手藝太好而吃得太多時，體重也會驟然增加。此外，還有不明原因的體質性肥胖。

醫學觀點認爲肥胖是「脂肪組織中積存過剩的中性脂肪，體重增加」。客觀而言，可以使用各種的計算法，了解自己肥胖與否。一般而言，如果超過「標準體重」二〇％以上，就可以診斷是肥胖了。

一般推薦的標準體重計算方式如下。

標準體重（kg）＝身高（m）×身高（m）×22

・肥胖度（％）＝〔實測體重（kg）－標準體重（kg）〕÷標準體重（kg）×100

假如身高一七〇公分，體重七十五公斤的男性，原本的標準體重爲六三・六公斤，肥胖度約爲一八％，因此判定爲「有點胖」。

肥胖有二種形態。一種是沒有特別疾病，只是因爲長年生活習慣而發胖，屬於「單純性肥胖」。還有因爲內分泌系統等疾病、遺傳、腦異常等造成的「症候性肥胖」。不過，胖的人大多是單純性肥胖，症候性肥胖只佔全體的五％。

◆原因

單純性的肥胖，是因爲在日常生活中，攝取了超出必要以上的熱量，使得多餘營養成爲中性脂肪，蓄積在脂肪組織中，幾乎都是因爲過食與運動不足所致。男性不光是吃得過多，喝酒、攝取過多的熱量，也是一大問題。此外，藉著吃東西來打發寂寞的「強迫性過食」，最近也增加了。

◆處理法

①減食

不光是減少食量，也要減少成爲熱量源的醣類、脂肪，多攝取蛋白質、維他命、礦物質等。例如，減少飯和麵包的攝取量，多吃些配菜，下意識的多攝取蔬菜。這時口味要清淡一些，油也不要太多，三餐一定要充分咀嚼的享用。

②運動

藉著食物療法來減肥，則不光是脂肪，連肌肉都會削減。因此要搭配適度的運動，配合容易疲倦、倦怠的症狀，創造體力才行。但是，運動所消耗的熱量只有一點點，所以，一定要與正確的食物療法搭配來進行。

前往有肥胖門診的醫院去進行個別諮商，接受適當的生活指導，也是上策。

令人擔心的肥胖，也可以使用各種的民間療法。爲了提高身體的代謝機能，據說辣椒、含有香辛料的料理，以及能夠提高利尿作用的茶等都不錯。此外，攝取蒟蒻或是車前草等無熱量的食物，能夠使胃膨脹，產生滿腹感。

54【花粉症】

◆症狀

到春天時，會出現打噴嚏、鼻塞、流鼻水、眼睛充血、發癢，甚至流淚不止的症狀。頭重焦躁，食慾不振。

◆原因

花粉症最著名的就是杉木、檜木、美洲豚草、艾草、稻子等花粉所造成的。有些人對一些花粉產生反應，不光是春天，甚至到秋天爲止都會持續出現症狀。

此外，現在沒有花粉症的人，以後仍然有可能得花粉症，不可掉以輕心。

◆處理法

→

花粉症對策

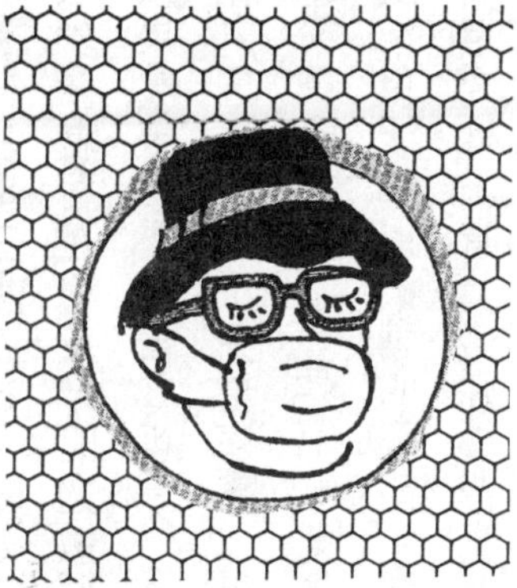

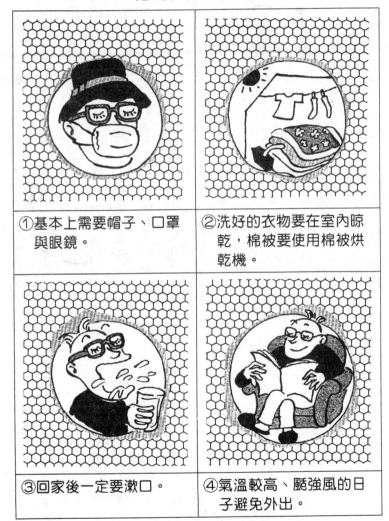

①基本上需要帽子、口罩與眼鏡。

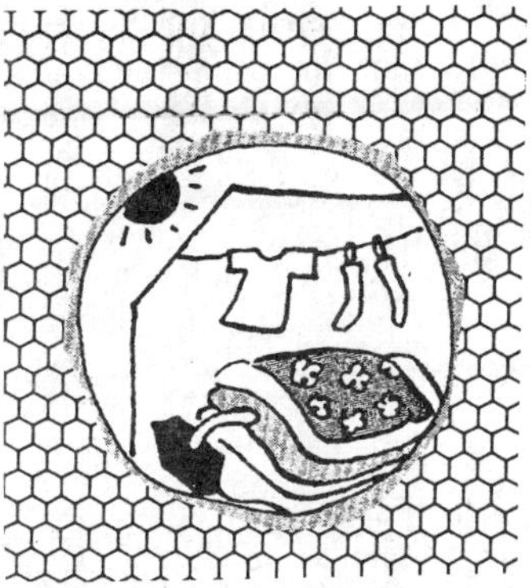

②洗好的衣物要在室內晾乾，棉被要使用棉被烘乾機。

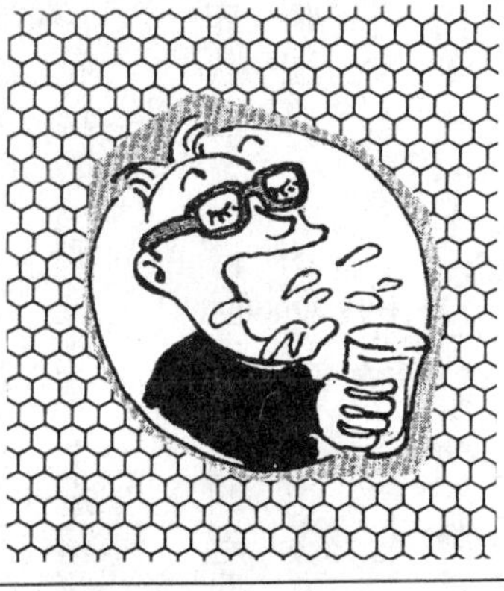

③回家後一定要漱口。

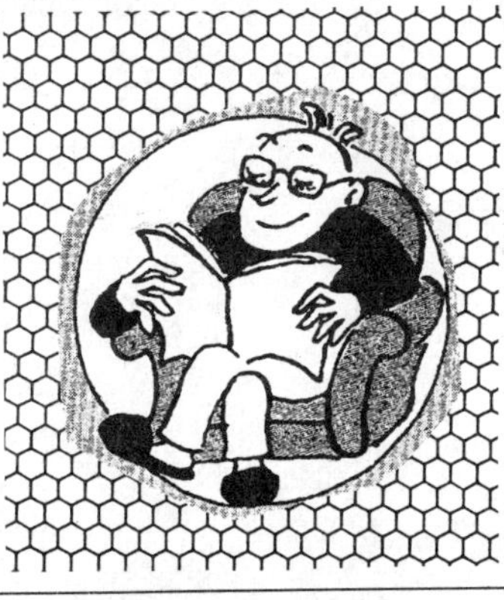

④氣溫較高、颳強風的日子避免外出。

在醫院中的主要治療方法是在花粉季節來臨前的一～二月就服用預防藥，或是注射少量含有花粉成分的過敏原，抑制對於花粉的過剩反應。不過這些方法要發揮效果，至少要持續多年。

總之，目前無法完全痊癒，只能夠減輕症狀罷了。自己能夠做的處理法，就是在花粉季時盡量不要外出。尤其風較強的晴朗日子，花粉飛散量也多，最好不要外出。只能夠以被動的姿態，採取這些幾乎不可能實行的方法。

一定要外出時，最好攜帶夾著濕紗布的口罩，或是戴保護眼睛的眼鏡。也可以藉著帽子防止花粉附著於頭髮。這樣的裝扮非常的怪異，也許銀行還不讓你進去呢！不過最近此種打扮的人越來越多了！

55【狐臭】

◆症狀

一旦流汗，任何人的身體都會散發出臭味。但是，狐臭臭味特別強烈，而且是由腋下發出來的。

在通勤的公車上，站在你隔壁抓著吊環的人突然皺眉。夏天長途奔波，回到公司後，同事都不敢靠近你。或是進行性行爲流汗時，就會出現臭味。有的伴侶會認爲「我好喜歡這種味道」，但是這樣的女性畢竟是少數。

與其減少出汗，還不如消除臭味，製造一個能夠與大家配合的狀態較好。

◆原因

流汗的腋下集中了頂泌汗腺，由此處所分泌的汗，成爲狐臭的原因。

這種汗因爲脂肪、鐵質、色素等營養非常的高，一旦沾到皮膚或衣服時，細菌就會繁殖、分解，形成惡臭。

頂泌汗腺的分泌，在青春期時最旺盛，一直持續到六十歲左右。家族性的狐臭，多半會遺傳。

國人的體臭與歐美人相比比較不強，但是最近以脂肪爲主的歐美型飲食生活，提高了頂泌汗腺分泌液中的脂肪成分，這是造成狐臭的原因。

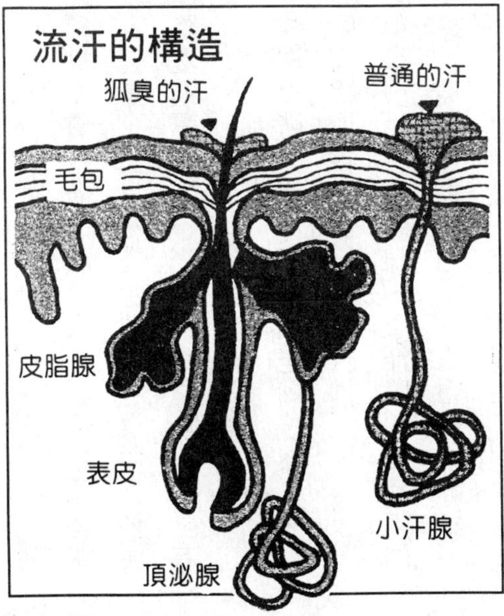

◆處理法

以前在歐洲等地流行香水，就是因爲狐臭體質較多的歐美人，必須藉著香水來隱藏自己的體臭。處理法就是使用香水。但是，體臭與香水混合，反而會形成惡臭的原因。這時最好使用消除體臭用的除臭噴霧劑。不光是消除臭味，還含有抑制發汗的成分，短時間內就能奏效。

最快速的方法，就是一流汗就淋浴。沖洗掉腋下的汗水，或是剃掉腋毛，以藥用肥皂洗淨。外出時，則利用沾酒精的脫脂綿或紗布擦拭腋下。

去除臭味的根本療法，就是利用外科手術去除頂泌汗腺、小汗腺、皮脂腺的方法。包括超音波法、吸引法、切除法。最近美容外科，則是採用組織消除法。

手術刀沿著腋下的皺紋劃開一～二公分，去除組織。這種手術法，疤痕不明顯，手術時間爲一小時，不需要住院。

56【肩膀發麻】

◆症狀

後脖頸與肩膀、雙臂、手指有麻痺感。

◆原因

這些症狀大都是肌肉疲勞或是姿勢不良所造成的。其代表就是「頸肩臂症候群」，因爲長時間敲打鍵盤造成的。特徵是後脖頸、肩膀酸痛、手臂發麻。

◆處理法

不要隨便依賴止痛藥，要注意姿勢。工作要適度的休息，進行伸展頸部和肩膀的運動，就能夠暫時減輕症狀。同時要取得足夠的睡眠，以消除身體的疲勞，平日就要鍛鍊肩部和頸部的肌肉。

57【肩膀酸痛】

◆原因

長時間採取同一姿勢進行辦公桌的工作，就容易引起這種毛病。但如果有「眼睛疲勞」、「高血壓」、「低血壓」時，也可能反覆出現肩膀酸痛的症狀。此外，也可能因爲壓力或是憂鬱病而產生肩膀酸痛。

◆處理法

普通的肩膀酸痛，可以使用塗藥或貼藥改善，藉著泡澡促進血液循環而減輕症狀。更有效的則是按摩。

但是，一小時以上的按摩，會造成反效果，出現倦怠感，所以，一定要適可而止。此外，也可以服用具有促進血液循環效果的維他命E。

58【長繭】

◆症狀

通常會出現在骨突出的部分。「座繭」是出現在足的背骨，而「筆繭」則是出現在手指與鉛筆的接觸面。繭的表面大都光滑，或是有一點粗糙。多半不痛，只有少數在按壓時會感覺疼痛。

◆原因

與雞眼相同，是一種肌膚的「角質化症」。皮膚持續受到摩擦、刺激，就會在舊皮膚尚未脫落時長出新的皮膚來，因爲外側皮膚角質化而引起。

◆處理法

如果不痛，則可以放任不管。但是疼痛時，可以貼塗有長繭用藥劑的膠布，使皮膚柔軟後，再將其切除。此外，也可以去看皮膚科，以外科的方式切除。或是利用市售去除繭的工具等，去除角質化的皮膚。

59【味覺障礙】

◆症狀

食不知味，對於蛋糕等甜食、咖哩等辣的食物，無法品嘗出真正的味道，難道是舌頭的疾病嗎？

◆原因

最近年輕人之間常見的就是「味覺障礙」，原因是缺乏微量元素鋅。原本由舌上的「味蕾」將食物味道傳達到腦，一旦缺乏礦物質時，味蕾無法將資訊正確的傳達到腦，造成了味覺障礙。

◆處理法

並不算是疾病的範疇。但是食不知味，會減少許多人生樂趣。所以，要考慮均衡的營養，攝取礦物質豐富的飲食，例如，牡蠣等貝類、海帶芽等海藻。

60【味覺遲鈍】

◆症狀

即使吃料理，喝飲料，依然無法吃出其中的味道。喝了葡萄酒，還會問：「這是〇〇〇嗎？」對味道的遲鈍令人難以置信。吃飯菜時，使用醬料的量，會使你同行吃飯的人感到非常驚訝。自己只在意果腹，不會在意味道的問題。然而食不知味是種野蠻的做法。

◆原因

我們是用舌頭上的味蕾器官感受味道。在感受到甜、鹹、辣、苦等味道時，再將資訊傳達到腦，讓我們認識味道。不過有的人天生味覺遲鈍。如果最近無法吃出味道的話，則可能就是「味覺障礙」。這可能是持續過者缺乏微量元素鋅的飲食生活，使味蕾無法發揮正常的機能。

◆處理法

如果是單純的味覺遲鈍，放任不管並沒有關係。但事實上，因爲美食旋風，使得自己不會做菜，卻講求家庭料理味道的丈夫增加了。如果丈夫對妳做的菜都稱讚好吃時，妳一定會對他產生好感。

但是味覺障礙者，卻要重新評估以往的飲食生活。除了飲食生活以外沒有其他的不便與疾病，容易放任不管，但這是身體對於偏差飲食所發出的警告信號。所以在攝取營養、充分飲食時，也要攝取富含鋅的牡蠣、海藻和肝臟等。

61【孩子是誰的？】

◆症狀

男人感到最困擾的就是「女朋友懷孕」。女方說「這是你的孩子」，但是自己卻不這麼認爲。

◆處理法

男性懷疑是否爲自己的孩子，原因就是「現在已經幾個月大」、「從預產期來計算的話時間不對」等等。此外，以前人有種迷信「小孩必須懷胎十月十天才會生下來」，不過正確的算法應該是四十週左右。

懷孕是以生理期停止前的排卵日爲起點。如果男性，是由生理期停止後的日數，或以之前生理期的日數開始計算，當然就會與受精日（進行性行爲的日子）

有差距，而懷疑「真的是我的小孩嗎」。對方可能也不具有此方面的知識，無法對男性好好說明。所以感到懷疑時，要冷靜的再計算一次。

如果確定這段時間沒有與女友發生性行為，甚至見到她和其他男性交往，就會對「這孩子是誰的」感到更懷疑。這時已婚者可以向法院提出訴訟，要求自己的妻子與妻子婚外情的男性以血型判定，但前提是要先將孩子生下來。

62【便秘】

◆症狀

雖然上廁所卻無法排便，而且一直無法產生便意。放任不管，大約三天都不會排便。腹中積存廢氣，放屁非常的臭。

◆原因

排便習慣（週期）具有個人差異，就算不是每天排便，也不代表是便秘。相反的，有人雖然每天排便，仍然有大量糞便積存在大腸中，這也算是一種便秘。持續便秘時，會導致身心失調，同時也是痔瘡的最大原因。

便秘包括「習慣性便秘」、「痙攣性便秘」、「弛緩性便秘」三種。弛緩性便秘，以高齡者較多見，在此省略不提。

◆處理法

便秘中最多的就是「習慣性便秘」。早上因爲沒時間上廁所，直接出門。工作時沒時間上廁所，忍耐便意，漸漸的就會形成便秘，便意會藉著有意的忍耐而消除。爲了防止此種情況，早上一定要吃早餐，然後上廁所。空腹時，一旦吃早餐就會產生便意。這就是利用人類生理反應的效果。

此外，要多攝取蔬菜、水果、海藻等富含纖維質的食物。

「痙攣性便秘」則是腸的自律神經異常興奮，引起痙攣，阻礙糞便通過的症狀。如果排出像鉛筆般細的細便，或是像兔子顆粒般的糞便時，就要注意了。

痙攣性便秘的原因來自壓力，首先要去除壓力的原因。這時與習慣性便秘不同，要攝取纖維質較少的柔軟食物。

63【突肚】

◆症狀

過度飲食、運動不足或飲酒過量，導致腹部的脂肪附著狀態，也就是「中年發胖」的症狀之一。

◆處理法

這也算是一種「肥胖」，根本療法請參照「肥胖」的項目。多利用腹肌，對於治療突肚非常有效。並不是說用腹肌來消除腹部的脂肪，而是利用得到鍛鍊的內臟肌肉按壓腹部，具有收縮腰圍的作用。

此外，快速的方法，就是到美容整形外科接受「抽脂」。換言之，將生理食鹽水與止血劑混合，充滿於腹部脂肪要動手術的部分，使脂肪柔軟，再將插管插入肚臍，抽取脂肪。

由於脂肪細胞本身被吸除，所以手術後不易發胖。但是相反的，如果脂肪不夠軟化，尚剩餘未吸除的部分，則會使腹部顯得凹凸不平。

64【勃起不全】

◆症狀

頭一次進行性交時，可能因爲太緊張而無法勃起。或是被女性嘲笑「無能」、「太快了」等原因，導致面對女性時無法勃起。另外，因爲加齡，男性性功能減退，也無法充分勃起。

◆原因

年輕人勃起不全的原因，大都是精神性的。請參照「陽痿」項目的敘述。

65【香港腳】

◆症狀

趾縫間糜爛，聚集著小水泡。整個腳底增厚，出現裂縫，有時會傳染到手指。

◆原因

是白癬菌這種黴菌所造成的。

◆處理法

可以使用市售的香港腳藥治療一週，症狀不見好轉時，就要接受專門醫師的診察。「皮膚病」有許多與香港腳類似的症狀，不要自己任意判斷是香港腳，嘗試各種的藥物，否則會導致病情惡化。

泡澡時充分洗淨患部，然後塗抹藥物。在不清潔的狀態下塗抹藥物也無效。

66【重聽】

◆症狀

最近越來越聽不清楚。在談話時，聽不清楚別人說的話，好像是聽到鏗鏗等雜音。

◆處理法

耳朵聽不清楚，伴隨耳鳴出現的話，則可能是過度疲勞、過度興奮、緊張所致。如果有噁心的現象，則可能是重病，要儘快去看耳鼻喉科。

67【起立性低血壓症】

◆症狀

一旦站起來或是猛然回頭時，就會覺得頭昏、血液好像往下半身流去一般。長時間站立會引起頭暈，嚴重時可能會昏倒。

◆原因

這是調整血壓的自律神經異常所致。不規律的生活則是引發的關鍵。

◆處理法

不要依賴醫院，只要改善生活，就能夠使症狀減輕。充分的睡眠、均衡的飲食、適度的活動，過著正常的生活就可以了。

在日常生活中，不要突然站立或是長時間站立。一旦出現頭暈的現象時要立刻躺下，將頭放低，靜養。只要過著規律的生活，就可以治癒這種疾病。

68【起立性眩暈】

◆症狀

突然從椅子上站起來時，覺得頭暈，好像血氣消退似的，無法站立。另外，聽到別人叫喚自己而突然回頭時，也會出現這種現象。

◆處理法

可能是「起立性低血壓症」。一天三餐要攝取營養均衡的飲食，睡眠充足、適度活動，就能夠減輕症狀。

69【胸毛】

◆症狀

夏天只穿著泳褲，或是襯衫釦子沒扣好時，就會露出胸毛。有的人覺得不舒服，有的人覺得很性感。有些名人則以胸毛爲個人的象徵，而女性似乎很喜歡胸毛。但是，最近在國內似乎「無胸毛」反而比較吃香，所以，有的男性會將胸毛剃掉。

◆原因

胸毛是體毛的一種。人直立步行，穿著衣服後，人體的體毛減少，只剩下胸毛和腿毛依然存在。與頭髮相反，男性荷爾蒙越多的人，胸毛越濃。此外，有人說體毛具有排出體內重金屬的重要機能。

◆處理法

因爲有胸毛感到煩惱的人，可以在家中，用剃刀剔除。此外，也可以用女性去除腋毛的石蠟去除胸毛，但是會感到疼痛，而且毛細孔非常明顯。畢竟胸部的皮膚薄且纖細，在剔除之後，要塗抹刺激性較小的乳液或化妝水。

70【高血脂症】

◆症狀

做健康診斷時，血液的檢查結果是「膽固醇值太高」。雖然沒有自覺症狀，但是也不可以放任不管。

◆原因

以前認爲膽固醇值較高的都是老年人，但最近連青年層、兒童層的膽固醇值也提升了，也就是所謂的「高血脂症」。

原因是以動物性脂肪爲主的飲食生活，或是飲用過多的清涼飲料，年輕層有急增的趨勢。這疾病比初期沒有症狀，但是放任不管，會出現「狹心症」、「動脈硬化」、「心肌梗塞」、「腦梗塞」，眼底或肝臟會出現毛病，引起併發症的危險性上升。

◆處理法

首先去看內科醫師，進行二～三個月的食物療法。無效時再使用藥物療法，而且要戒菸。適度的運動具有預防效果。

71【高血壓】

◆症狀

血壓高時，有人會出現頭痛、耳鳴、肩膀酸痛、心跳加快等症狀。持續進行時，會出現手腳發麻、血氣上衝、半身麻痺等神經症狀。一般高血壓的判斷，是根據世界衛生組織（ＷＨＯ）的數值，收縮壓高於一六〇ｍｍHg，舒張壓高於九五ｍｍHg時，就稱為高血壓。

◆原因

高血壓的原因，包括精神壓力、過度疲勞、肥胖、遺傳等各種要因。尤其與自律神經系統、腎臟機能的減退，攝取過多鹽分等有密切的關係。

以往認為高血壓是花十年慢慢形成的，但是，近年出現很多「青年性高血壓」，這些突然形成高血壓的症例增加許多。

有的人是因為由「醫師量血壓」而感到緊張，使得血壓上升，或是見到美麗的護士所致。此外，血壓會因測量的時間而異。等待情緒穩定或在自宅測量，才能夠掌握正確的數值。

◆處理法

通常沒有自覺症狀而持續進行，因此要定期接受診斷。

72【粉刺】

◆原因

皮脂分泌旺盛，毛細孔骯髒，皮脂阻塞毛細孔時，就會形成粉刺。

毛細孔阻塞，皮脂被封在裡面時，就稱爲「白頭粉刺」。另一方面，阻塞的皮脂被往上推擠，到達表面時，加上污垢附著，這就稱爲「黑頭粉刺」。如果細菌發揮作用，引起發炎時，就稱爲「紅頭粉刺」。

若是繼續化膿，前端出現黃色的膿，就是「面皰」。

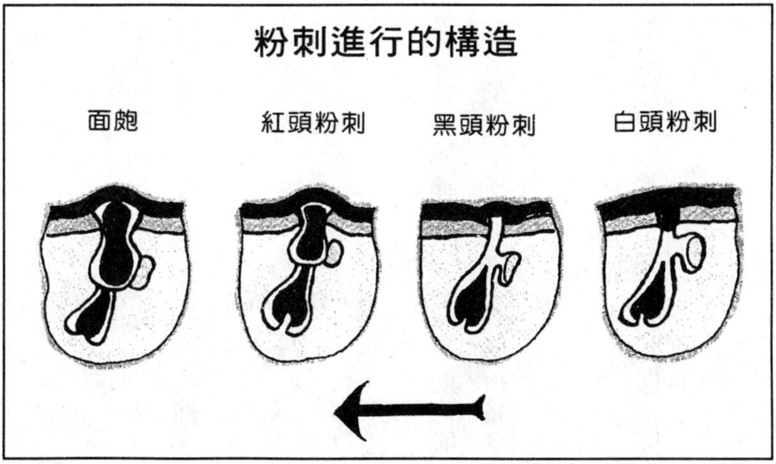

最近因爲「大人的粉刺」而感到煩惱的人增加了。

◆處理法

粉刺依個人的體質不同而異。容易形成粉刺的人，要避免吃太多巧克力或花生等成爲粉刺原因的食物。此外，每天最有效的護理方式則是洗臉，去除毛細孔的污垢，保持毛細孔通暢最爲重要。

73【起臥不良】

◆症狀

早上不容易起床，可能是「低血壓」。但如果不容易熟睡、失眠時，則可能是精神、肉體上的痛苦，會導致白天無法產生幹勁、頭腦茫然。這種狀態持續多時，則可能是「憂鬱病」。

◆處理法

只有早上出現症狀，可以去看內科。但是，如果持續一整天發呆的狀態，則最好去看精神科。

74【倦怠感】

◆症狀

全身倦怠，缺乏幹勁的狀態。

◆原因

過度疲勞、熬夜等生活規律混亂或感冒時，就會出現這種症狀。有時卻是嚴重疾病的徵兆，不能夠掉以輕心。

發燒、咳嗽時是「感冒」；如果有胸痛時，則是「肺炎」；若是出現盜汗、食慾減退，則可能是「肺結核」。大腸疾病也可能導致全身倦怠。因此，如果糞便參雜血液與黏液時，就需要特別注意了。

此外，尿量極端的減少，則可能是「腎炎」。

◆處理法

首先要改善不規律的生活，取得適度的休養。如果已經改善生活，還是持續出現倦怠感時，就要到內科接受精密檢查。若仍然無異常，則要求助於心療內科。

75【酒後亂性】

◆症狀

不喝酒時性格溫厚，酒後卻會暴躁易怒，喝到酩酊狀態，甚至欠缺記憶力。

◆原因

對工作產生壓力，對現在的生活感到不安、不滿時，或許就會想要藉著喝酒而忘記一切。酒後亂性的人，這種傾向更強，因爲可以享受逃離現實的快感。此外，無法控制酒量，則是屬於自制心較弱的人。

就算本人想要戒除這種習慣，卻無法拒絕喝酒，則是屬於性格較懦弱的人。有神經質的人，會覺得如果自己拒酒，會把氣氛搞僵，因而喝太多而造成酒後亂性，無法從不良的酒癖中脫離。

◆處理法

酒後亂性的人，通常不會在第一杯就開始發作。原本在微醺時就應該停止喝酒，但他卻無法適可而止。

到底喝到何種程度會呈現酩酊狀態呢？如何才不會超越自己的限量呢？一定

要懂得如何節制飲酒。如果辦不到，則可以找值得信賴的人商量。在進入酩酊狀態之前，一定要停止飲酒。

當然，也要避免與強迫灌酒的人同席而飲。

76【酒精依賴症】

◆症狀

到傍晚時，就會喉嚨發癢，想要喝酒。一旦喝酒後，整個人就會變得情緒不穩定、暴躁、易怒、有時會訴諸暴力。而且話說不清楚，嚴重時可能會喪失記憶。

肝臟、胰臟、胃腸、心臟等內臟受損，因爲偏差的飲食生活而體力減退。即使想要戒酒，但是不喝酒就會感到焦躁，手會發抖。

◆原因

以前稱爲「慢性酒精中毒」或「酒精中毒」，最近則稱爲「酒精依賴症」。這也算是一種藥物依賴的症狀。

心中不滿時，就會想藉著喝酒滿足自己的慾望，漸漸變成沒有酒就不行了。以器量狹小、容易依賴他人、意志薄弱的人較多見。會因爲工作感到煩惱、家庭不圓滿而開始喝酒，漸漸變成酒精依賴者。

有幾種方法可以知道是否爲酒精依賴症。最容易自我診斷的方法就是「檢討飲酒形態」。酒精依賴症並不是一開始就出現變態飲酒方式，而是慢慢變化而來的。

在宴會或是週末的飲酒，屬於「機會飲酒」。晚酌或是睡前酒則是「習慣性飲酒」，這都是飲酒形態，並不算是酒精依賴症。但是，乘著日常行動的空檔就想要喝酒，就屬於「少量分散型飲酒」。飲酒之後如果酩酊大醉，醒後又想要再喝酒，就屬於「持續深酩酊飲酒」，這些都可能是酒精依賴症。

值得注意的是，不管是「少量分散型」或是「持續深酩酊型」，持續二天以上則稱爲酒精依賴症。換言之，平日不喝酒，但是週末連續二日喝酒的人，得酒精依賴症的危險度就更高了。

◆處理法

如果沒有酒就覺得不舒服、不安分，那你的確得了酒精依賴症。一定要趕緊治療，改善生活形態才行。

治療法只有戒酒。戒酒後，大約會出現一週的戒禁症狀。會持續手腳顫抖、頭腦茫然三～四天，然後出現一～二日的深層睡眠狀態。醒來之後會覺得非常清爽，從酒精中毒中脫離出來了。

意志薄弱、無法持續戒酒的人，最好接受專門醫師或是心理醫師的治療。

77【脈搏停止】

◆原因

不見得只出現在死亡，「心律不整」時也會出現脈搏停止的狀態。此外，腦缺氧引起昏倒或頭暈時，脈搏也會停止跳動。通常過數分鐘就會開始跳動。但如果心臟無法再搏動時，就可能會危及生命，要儘早叫救護車。

◆處理法

一旦出現症狀時，最好去內科診察。

78【閃腰】

◆症狀

有一天腰突然痛到無法站立。醫師說：「是閃腰……」。

◆原因

原因是椎間關節的挪移。椎間就是脊髓骨相連的連結部，在脊髓的兩側。如果單側挪移，就會產生發炎症狀而引起疼痛。

◆處理法

預防法就是在抬重物時，要放低姿勢，避免形成腰部負擔，不可以採用勉強的姿勢。一旦腰痛時，要立刻到整形外科接受治療。

79【浮腫】

◆症狀

早上起床時眼睛周圍腫脹、臉浮腫，懷疑「是不是太累了」，但是，並沒有從事激烈的工作，感到有一點不安……。

◆原因

早上臉與身體浮腫，表示肝臟功能遲鈍，無法順利調節體內的水分所致。腳浮腫是因爲長時間持續站立，沒有活動身體，持續採取相同的姿勢，血液或淋巴液循環不良所致。

→

◆處理法

如果出現在臉上，可以用手指捏一下上眼瞼（參照下圖），判斷是否浮腫。如果皺紋沒有立刻消失，就是浮腫，要立刻去看內科。

臉部的浮腫，可能是缺乏睡眠，過量飲酒所致，但也可能是因爲大病而成。尤其像心臟或肝臟等疾病，會明顯的出現浮腫症狀，絕對不能掉以輕心。

腳的浮腫，藉著溫熱就可以緩和，最有效的就是泡腳。在洗臉盆中，放入稍高於洗澡水溫度的水，泡腳十分鐘，可以促進水分代謝。此外，喝具有利尿作用的麥茶或咖啡也不錯。

浮腫的判別法

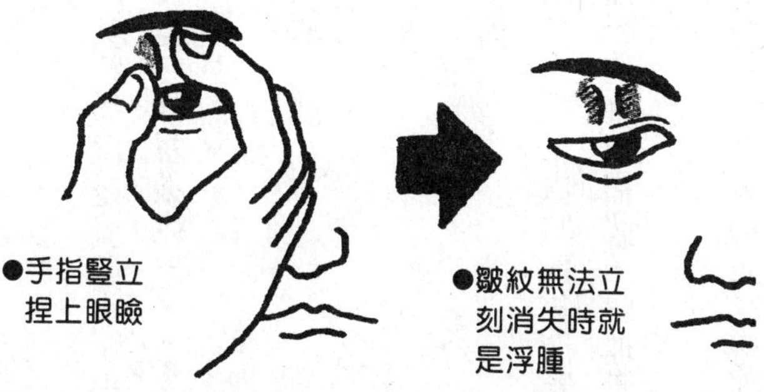

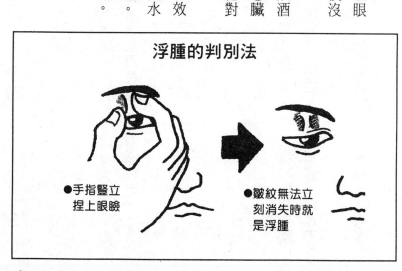

80【流鼻水】

◆原因

「感冒」時的「急性鼻炎」或是「過敏性鼻炎」，其特徵就是流鼻水，幾天後就會痊癒。但是，如果流出的是黃色的鼻水，就可能是「鼻蓄膿症」。

◆處理法

儘早接受內科或耳鼻喉科的診治。

81【流鼻血】

◆症狀

看了色情書刊、剛洗完澡或是運動後，突然流鼻血。自己獨處時還無問題，如果好不容易說服女性要和她上床時，卻又開始流鼻血，的確很掃興。處理不佳的話，有可能會被對方給甩了！

找別人商量時，可能會嘲笑你：「因爲你年輕嗎！」「因爲你精力旺盛嗎！」無法與別人認真的討論此事。

◆原因

首先從鼻孔的構造說明。進入鼻子入口的一公分處，仍有皮膚相連，深處有黏膜覆蓋，聚集很多毛細血管。黏膜非常薄，如果毛細血管循環太過於順暢，就會引起出血，就是「流鼻血」。

成長期經常發生，但是，吃了巧克力、花生，或是摻有蝮蛇、海狗等強精萃取劑時，會促進血液循環而流鼻血。此外，在隆冬時節，突然進入暖氣很強的室內，也容易流鼻血。

但如果大人在任何季節都容易流鼻血的話，就需要注意了！因爲可能是「高血壓」、「動脈硬化症」、惡性的「貧血」、「白血病」。此外，也可能因爲「癌症」而出血，這時要趕緊就醫。

◆處理法

將冰毛巾等物壓在鼻根處冰敷。坐在椅子上，以輕鬆的姿勢進行。如果是因爲毛細血管擴張的話，可以藉著冰敷使血管收縮，抑制出血。

也可以將生理食鹽水打濕的脫脂綿或紗布，塞入流血的鼻孔中。一般所說「頭朝上，敲打頸部後方」的方法是錯誤的。因爲刺激頭，會使血液循環順暢，讓血液凝固的傷口再度打開，流鼻血更爲嚴重。

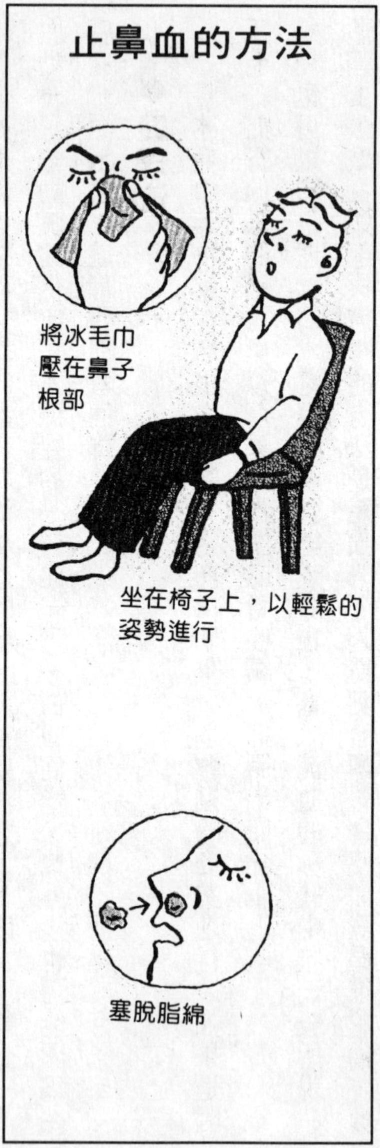

82 【保險套過敏】

◆症狀

橡膠製品直接接觸皮膚，容易引起斑疹。尤其保險套是帶在敏感的部分，進行性行爲之後，整個陰莖會發癢、紅腫。但是如果不戴保險套進行性行爲，又會擔心愛滋病的問題。

◆原因

天然橡膠所含蛋白質成分，是引起過敏反應的原因。和伴侶進行性行爲時，可以採用體外射精的方法，但是避孕效果較低，最好使用避孕丸等。

此外，與不特定的對象進行性行爲時，如果不戴保險套，則會有感染愛滋病等性病的危險。最好去泌尿科就診，或是去藥局購買去除橡膠臭、從天然橡膠中去除蛋白質的保險套。

83【脖子短】

◆症狀

脖子短到好像縮到肩膀裡似的，給人胖嘟嘟的印象，連自己都覺得自卑。

◆處理法

脖子短的人，通常都微胖，姿勢不佳。可以藉著挺直脊背、收下顎，改善脖子短的印象。此外，可以藉著減肥，去除脖子與肩膀的贅肉，如此就不會覺得頭縮在肩膀中。

服裝的搭配也很重要。領帶會勒緊脖子，強調脖子短。可以選擇V字領的衣服，露出頸部，給人清爽的印象。

84【蛀牙】

◆症狀

半夜時突然蛀牙疼痛。雖然想要等到早上再去看牙醫，但是，實在是痛得受不了。

◆處理法

半夜蛀牙疼痛，不是因爲到了半夜疼痛增強。而是因爲當周遭的雜音消失，神經集中時，會對疼痛特別敏感。蛀牙疼痛時緊急的處理方法，就是服用市售的鎭痛劑。此外，也可以用擰乾的濕毛巾冷敷。如果能冷敷整圈下巴，會更有效。不要直接將冰按在蛀牙周邊，否則會更痛。

85【異位性皮膚炎】

◆症狀

大人的異位性皮膚炎，特徵就是皮膚乾燥，尤其是手肘、膝內側發紅，皮膚

緩和異位性皮膚炎發癢症狀的方法

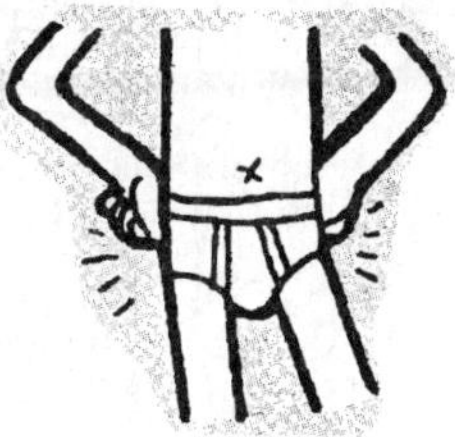

穿著清潔的棉製內衣

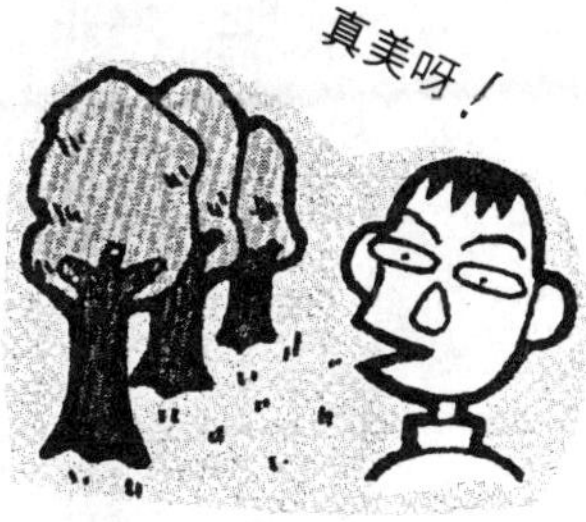

轉換心情

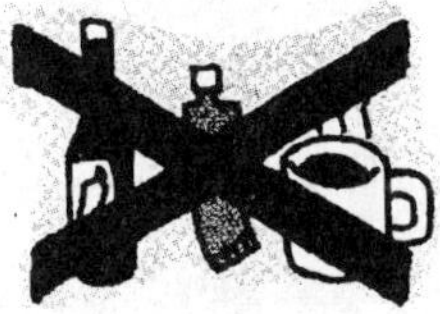

避免香辛料、咖啡等
刺激性較強的食品

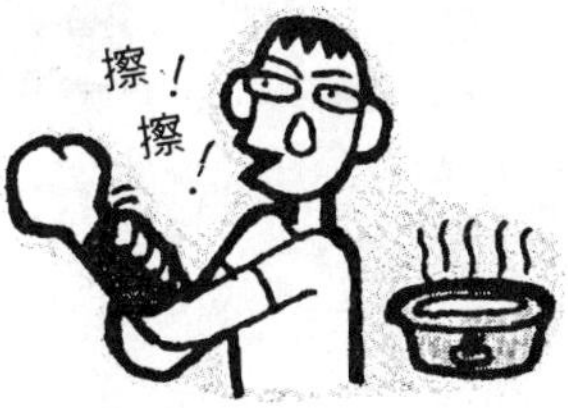

用溫水擦拭乾淨

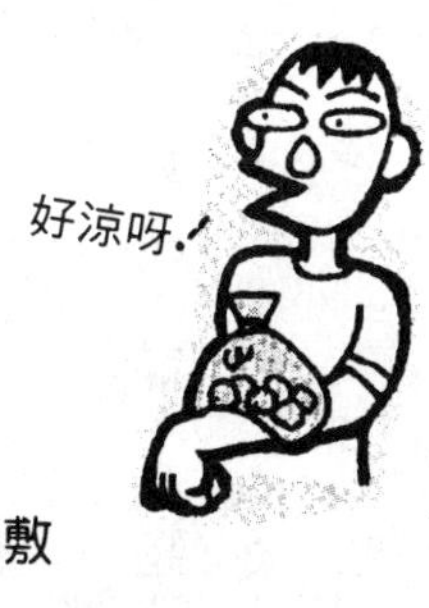

冰敷

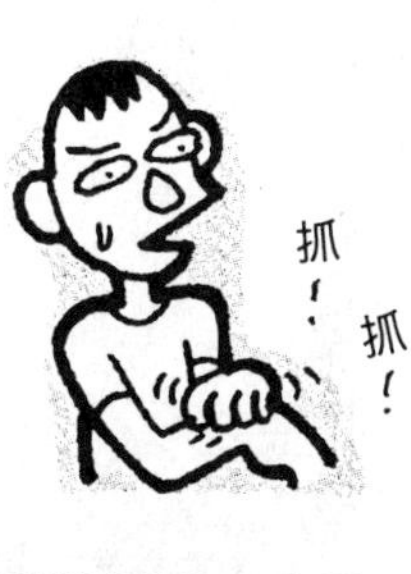

不要隨便塗止癢藥，而且
絕對不可以抓

很硬且發癢。即使想忍耐，無意識中還是會去抓，使得症狀會更爲惡化。

◆原因

主要是過敏體質造成的，誘發此種症狀則是後天的要因。灰塵、蟎、動物的毛等都是引發的關鍵。此外，要避免化學纖維的衣物或是化妝品、刺激性的食物等。

◆處理法

目前沒有根本的治療方法，主要是塗抹腎上腺皮質激素，但是副作用強烈。此外，一旦復原後仍有可能再復發，所以要接受皮膚科的指導，長期接受療養。

86【排尿不順、排尿痛】

◆症狀

不容易排尿。只有下腹部用力時，才能夠勉強排尿。有時在排尿中途會突然中斷。此外，尿道流膿，有刺痛感與血尿，甚至尿中摻雜著石頭。

◆原因

無法排尿的原因，最著名的就是「前列腺肥大症」，五十歲以上的男性較容

排尿疼痛或排尿不順
可能是以下疾病

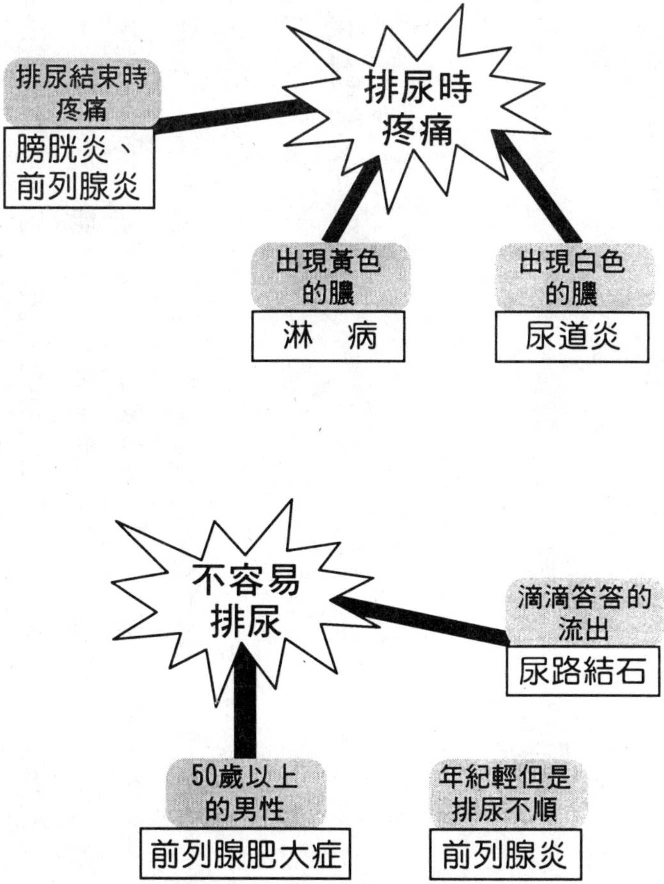

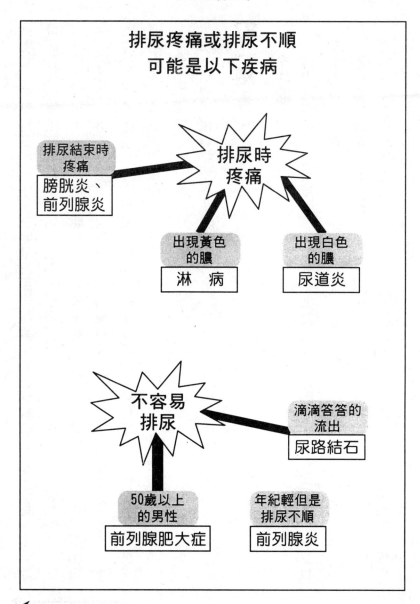

易出現。如果還很年輕，卻不容易排尿，可能是「前列腺炎」。下腹部用力，才滴滴答答的排出較細的尿，則可能是「尿路結石」。

尿道流出黃色的膿，可能是「淋病」。此外，是「前列腺炎」，也可能出現膿狀的液體。另外，得了「膀胱炎」、「尿道炎」時，排尿時會產生刺痛感，不過膀胱炎男性比較少見。出現血尿或是摻雜石頭時，就可能是尿路結石。特徵是有結石的部位會感到疼痛。

◆處理法

立刻到泌尿科接受診治。

87【梅毒】

◆症狀

梅毒的特徵就是很難發現。此外，當發病後，會陸續出現各種症狀，因此以一個個階段來說明。

第一期（感染～三個月）

經由性交或接吻傳染。感染後三週，性器、口唇、手指等被感染部分會出現硬塊。初期觸碰硬塊沒什麼感覺，但後期硬塊變成水泡，水泡破裂形成潰瘍（腫包）。

這些腫包只要塗抹軟膏等就會痊癒，此階段很少發現是梅毒。這時，大腿根部的淋巴結開始腫脹，大小如雞蛋般，但是也無痛感。

硬塊在一個月後消失，並不代表疾病痊癒，只是進入潛伏期。

第二期（感染三個月～三年）

由感染部分進入淋巴腺內的梅毒增殖，大約九週內，出現淡紅色發疹現象。大都出現在腹部周圍，放任不管就會消失。

再過三週以後，身體和臉出現赤銅色，好像是由皮膚隆起的腫包，排列成圓形。睪丸和性器形成的腫包，稱爲「扁平濕疣」，成爲病原菌的病灶，也是最容易感染他人的時期。

梅毒進行時

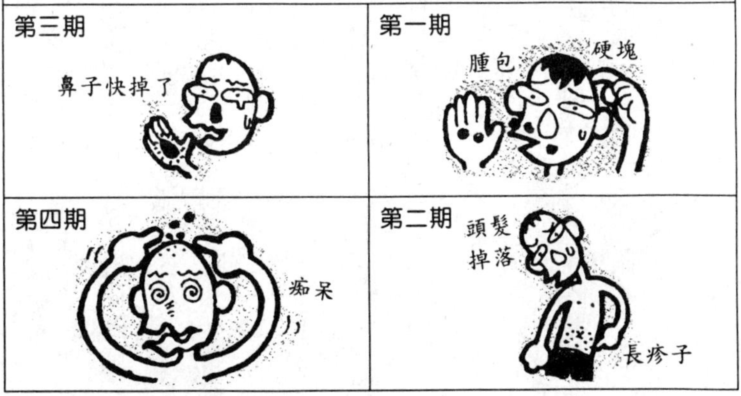

在這時期口中會出現乳白色的斑點，並且掉髮。

第三期（感染後三年以上）

臉、身體、手腳的皮膚都出現硬塊。頭、鎖骨與胸骨出現似橡皮般硬的腫瘤，表面皮膚發紅，就是平時人們所謂「因爲梅毒而鼻子掉落」的階段。橡皮瘤出現在鼻骨，使得鼻子好像快要掉落似的。這是因爲梅毒已經侵襲到骨內，疼痛嚴重，晚上甚至無法成眠。

第四期（感染後十年以上）

梅毒的最後階段，脊髓受到侵襲，腳產生劇痛、步行困難、下半身麻痺。腦受到侵襲時，無法說話，出現誇大妄想，或是呈現痴呆狀態。

◆處理法

梅毒一定要早期發現，只要進行梅毒反應檢查則可測出。

預防法就是避免與不特定的人性交，它不像愛滋病一般，只要戴保險套就能夠預防，因此，要避免與濫交的人性交，降低感染的機率。乾淨、正確的生活，才能夠防止性病。

88【眼屎】

◆症狀

早上已經把臉洗乾淨，但是揉眼睛時，發現又有眼屎。

◆原因

眼屎經常與淚一起出現。眼睛變紅時，可能是「結膜炎」。發癢的話，就可能是塵蟎、灰塵、花粉等造成的「過敏性結膜炎」。此外，最近年輕人常見的「乾眼症」，也會出現眼屎。另外，雖然沒有眼屎，但一旦出現在人前時，就會擔心不已，這就是心理的問題。也算是一種「人前恐懼症」。

◆處理法

要到眼科就診。

89【眼睛疲勞】

◆症狀

一整天盯著電腦螢幕，或打電動玩具，都容易使眼睛疲勞。

眼睛乾澀，即使有充足的睡眠，依然無法去除眼睛的疲勞。會出現肩膀酸痛、頭痛等症狀。

◆原因

感覺眼睛乾澀的話，就可能是「乾眼症」。持續看電腦等畫面，會造成眼睛的負擔。此外，因爲淚水不足，眼睛表面出現障礙的狀態，例如，看電腦螢幕時會減少眨眼的次數（通常一分鐘二十次，但是，集中注意看畫面時會變成五～六次），使得淚液分泌減少，因此眼睛會覺得疲勞。

另一方面，如果眼內產生發麻感，或是眼睛抽痛、怕光時，就可能是「VDT症候群」（電腦終端機症候群）。這是長時間看顯像器所造成的，別名「科技壓力眼症」。一旦惡化時，會伴隨出現肩膀酸痛、頭痛、手發麻等症狀。嚴重時會出現噁心、食慾不振、失眠等症狀。

◆處理法

取得足夠的睡眠，讓眼睛好好的休息。每次看電腦時，要下意識的增加眨眼的次數。

眼睛疲勞
必須注意這些症狀

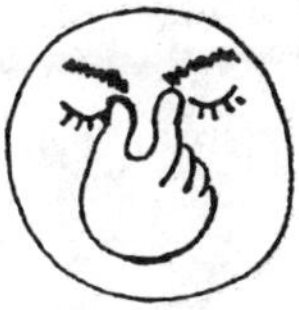
眼睛容易疲勞

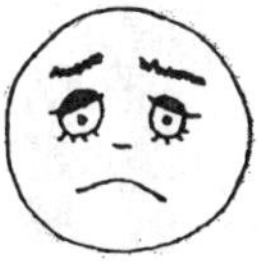
眼睛容易乾澀

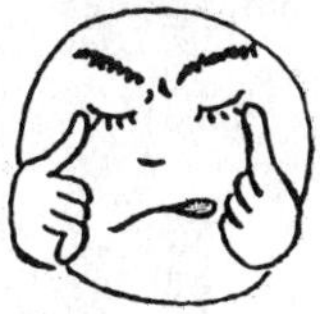
眼睛疼痛

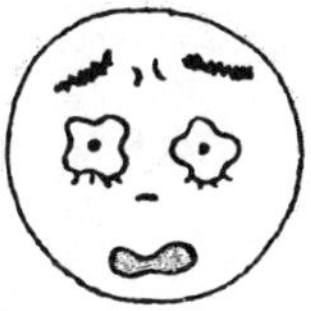
眼睛模糊

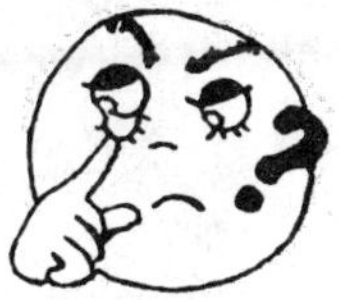
眼睛有異物感

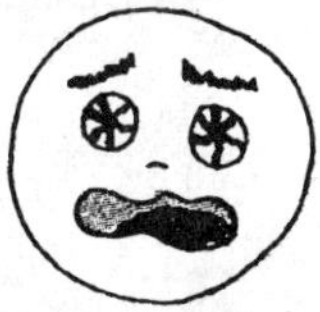
到傍晚時容易充血

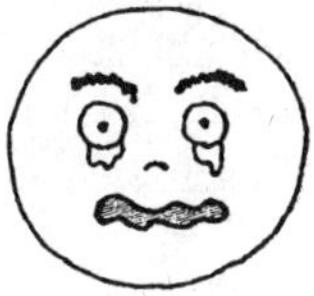
眼屎很多

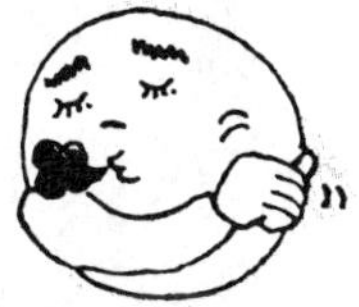
肩膀酸痛、頭重

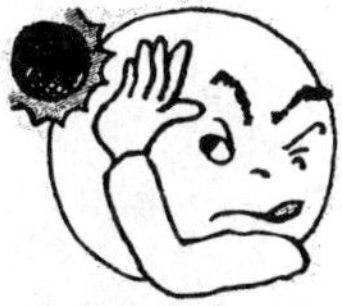
在屋外覺得怕光

眼睛乾澀時，可以嘗試使用市售的人工淚液。乾眼症會使眼球表面受傷，這時細菌會從傷口進入，導致視力減退，一定要去看眼科醫師。

如果是VDT症候群，則電腦作業中，要經常讓眼睛休息、看遠方，或是將熱毛巾蓋在眼上，加強眼睛周圍的血液循環，做輕微的體操也行。

90【眼睛乾澀】

◆症狀

眼睛表面乾乾的。不斷轉動眼睛，伴隨著充血的現象。頸部和肩膀酸痛，有頭重感。

◆原因

一直盯著電腦畫面時，就容易出現這種症狀。稱爲「乾眼症」。

◆處理法

使用含有眼淚成分的人工淚液非常有效。此外，不要長時間盯著電腦畫面，有時要休息，看看遠方，刻意增加眨眼的次數。

91【眼睛發癢】

◆原因

眼睛發癢、眼緣發紅，周圍皮膚好像糜爛，可能是得了「瞼腺炎」。如果有大量的眼屎與眼淚，就可能是「過敏性結膜炎」。包括動物的毛、灰塵等引起的「過敏性鼻炎」，與花粉引起的「花粉症」等，都會出現此種現象。

◆處理法

要去看眼科醫師，不要揉眼睛，否則會傷害眼球。

92【淋病】

◆症狀

男女都可能罹患的疾病。男性會引起尿道發癢，排尿時有刺痛感。此外，排尿時，尿道會排出帶有黏性的分泌液。發症時，會摻雜黃色的膿，尿道口會紅腫。

◆原因

「淋病」是性病的代表之一，因爲性交而感染，經過二～七天的潛伏期出現症狀。感染淋菌後，尿道腫脹，碰到膿的內衣褲或手也會被感染。

◆處理法

利用盤尼西林等抗生素進行治療，通常四～七天就能痊癒。在罹患性病時，不光是自己治療，連伴侶也要去醫院看門診，否則治療不具任何意義。

93【陰莖有硬塊】

◆症狀

有一天突然發現陰莖有硬塊。雖然不痛，卻擔心「是否得了什麼怪病」？

◆原因

在龜頭根部俗稱雁的部分，長了一顆顆的疣，可能是「尖頭濕疣」或是梅毒。

如果是尖頭濕疣，一般而言是良性腫瘤，但有時是惡性的，絕對不能夠掉以輕心。不會疼痛，形成如雞冠般的腫瘤，但是會不斷的增加。

此外，也可能因為病毒感染疾病。例如，感染「淋病」。陰莖不乾淨時，也會出現此種現象。尤其包莖的人容易出現，所以泡澡時，要撥開包皮洗淨。

如果是「梅毒」，則會形成不痛不癢的硬塊，逐漸變成水泡。這是初期的階

陰莖
可能出現的疾病

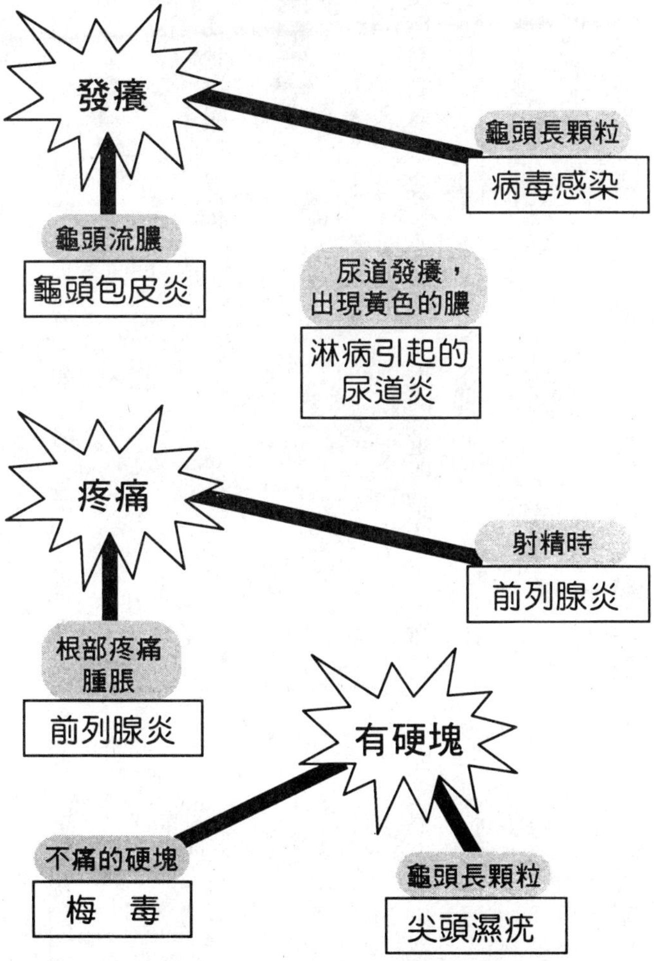
發癢
龜頭長顆粒
病毒感染
龜頭流膿
龜頭包皮炎
尿道發癢，
出現黃色的膿
淋病引起的
尿道炎
疼痛
射精時
前列腺炎
根部疼痛
腫脹
前列腺炎
有硬塊
不痛的硬塊
梅　毒
龜頭長顆粒
尖頭濕疣

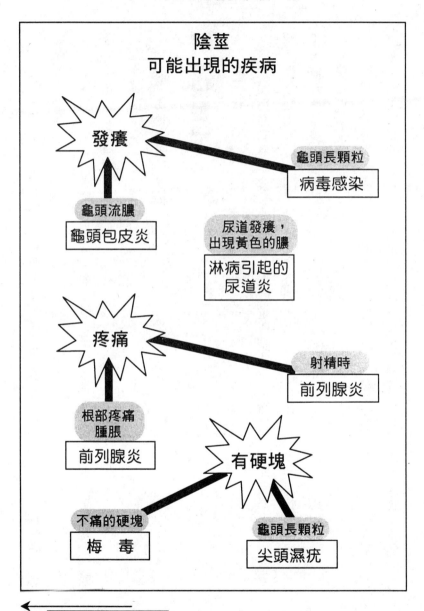

段，要儘早接受治療。出現此種現象。尤其包莖的人容易出現，所以泡澡時，要撥開包皮洗淨。

如果是「梅毒」，則會形成不痛不癢的硬塊，逐漸變成水泡。這是初期的階段，要儘早接受治療。

◆處理法

一定要到泌尿科就診。

94【捲髮】

◆症狀

頭髮自然的呈現波浪的狀態，也就是所謂的「自然捲」。即使早上使用整髮劑，但是經過一段時間，頭髮又會捲翹起來。此外，在下雨天濕氣強的時候，花工夫做的髮型會馬上被破壞。

◆處理法

使用捲髮用的洗髮精或整髮劑，就可以減輕這種現象。如果非常在意頭髮的凌亂，則可以將頭髮剪短，或是留長後綁起來。此外，利用平板燙也是不錯的方法。

95【痔瘡】

痔瘡是肛門周邊疾病的總稱，主要指出現硬而圓的疣的「痔核（疣痔）」，以及每次排便時會出血的「裂肛（裂痔）」，還有肛門、陰門中間穿孔的「痔瘻」。這三種佔所有肛門疾病的九〇％以上，稱爲「三大肛門病」。

疣痔

◆症狀

疣痔的症狀，在排便後，衛生紙上會沾有血跡。若放任不管時，出血日益嚴重，甚至會噴血。這是在肛門周圍形成的疣所造成的，也就是在肛門周圍形成了靜脈瘤。大如大豆、小如指尖，疣會從肛門突出。

◆原因

直接原因是排便時過於用力，使得肛門周邊的靜脈瘀血，形成靜脈瘤。間接原因則是長時間持續相同的姿勢，或喜歡刺激性較強的食物，以及腰部受涼等。此外，像棒球捕手、長途開卡車的駕駛等，也都容易出現疣痔。

◆處理法

疣痔放任不管也絕對不會自然痊癒，而且會慢慢惡化，因此，要儘早接受專門醫師的診治。症狀較輕時，不需要動手術即可治癒。平時要注意每天的生活習慣，不要勉強用力排便，可以使用能夠輕鬆排便的西式馬桶。避免刺激物，並攝取富含食物纖維與雙叉乳桿菌的食物，改善腸內環境。

此外，爲了防止肛門的瘀血，要做適度的運動，藉著淋浴或是防痔馬桶等，溫熱肛門部，保持清潔。

裂痔

◆原因

別名「裂肛」，指肛門上皮出現傷口的狀態。主要原因是排出硬便時損傷了肛門。放任不管，會使傷口感染細菌而惡化。肛門附近變硬，糞便不易排出，造成惡性循環。

◆處理法

儘早到肛門科接受治療，使用塞劑與內服藥即可治癒。一旦惡化時，就需要動手術了。

不使痔瘡惡化的生活注意事項

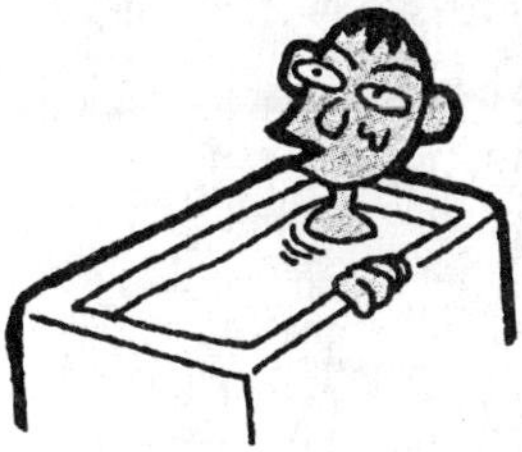

每天泡澡，保持
患部清潔。

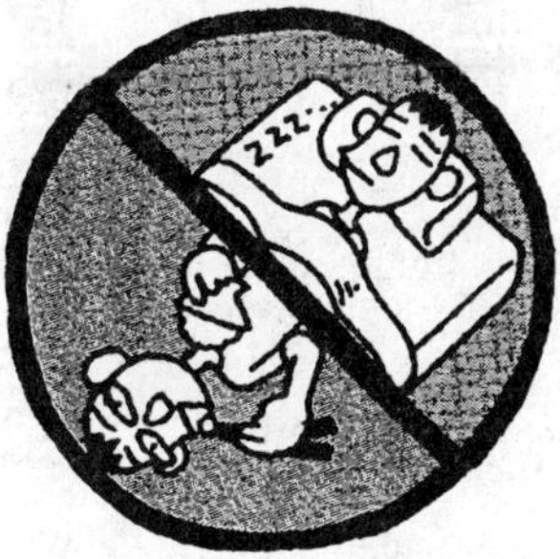

規律正常的飲食
以及睡眠

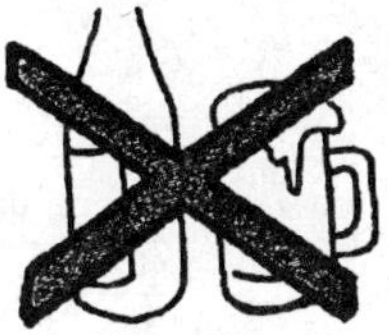

避免刺激性較強的
食品與飲酒。

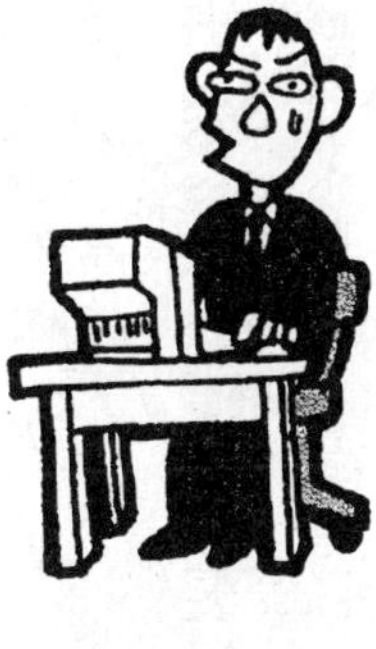

避免長時間站立或坐著。

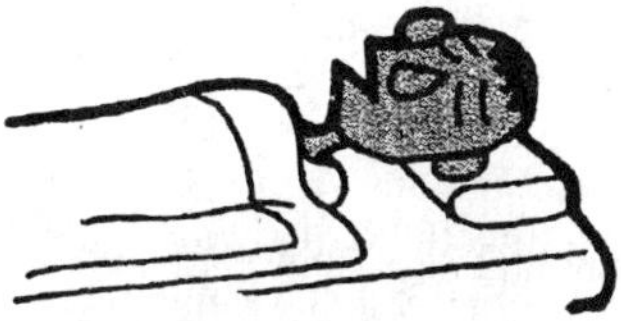

症狀嚴重時要避免
走路，保持靜躺。

痔瘻

◆原因

肛門的陷凹處出現傷口而化膿，引起發炎症狀。膿積存，穿破皮膚流出後留下的洞，就稱爲痔瘻。肛門附近會產生燒灼痛，伴隨發冷、噁心等症狀出現。

◆處理法

除了動手術以外，沒有其他的治療法。如果因爲難爲情或害怕而拒絕就診，會使病情不斷惡化。

96【掉髮恐懼症】

◆症狀

產生自己的頭髮不斷掉落的妄想。即使別人告訴他並沒有掉髮，本人也會認爲這是別人在安慰自己的。對於自己會變成禿頭而心生恐懼。

◆原因

這是過度執著於自己的外觀所造成的恐懼症。二十歲層的男性比三十歲層的男性更容易出現。

◆處理法

這是對內在的自己沒有自信，因而產生的症狀。只要藉著工作，自我磨練，建立自信，就可以消除症狀。如果這時已經到了禿頭的年齡，就不該只做心靈上的調適，而要開始做身體上的護髮工作了。

97【宿醉】

◆症狀

喝酒後隔天感到胃灼熱、噁心、浮腫、頭痛，出現各種不適症狀。

◆原因

大量攝取酒精，肝細胞無法好好分解有害物質乙醛，因而引起的一種中毒症狀。原因就是飲酒過量。

◆處理法

宿醉的對策就是不要飲酒過量，遵守適量，不要喝到太晚。此外，也不要「喝混酒」，這樣會壞了平時的步調而喝了過多。

預防法就是不要在空腹時喝酒。空腹飲酒，酒精容易被吸收，比較容易醉。

最好一邊吃下酒菜一邊喝酒，尤其要多攝取富含蛋白質、維他命的下酒菜。

如果喝得過多，就要攝取大量的水分，睡個好覺。若要使乙醛分解，可以喝下加入砂糖的熱牛奶，或是橘子汁等富含維他命C的飲料。此外，泡個溫水澡也不錯。

有人說喝「醒酒」會很舒服，但這是一種迷信。喝酒之後，由於酒精作用，會使症狀麻痺，不適感減輕了。

98【短小】

◆症狀

指陰莖既短又小。國人在勃起時平均長度爲十～十四公分，粗細周長約爲十一～十五公分。世界上陰莖最大的是阿拉伯人，平均爲二十三公分。

◆原因

陰莖並不是從皮膚表面長出來的，而是靠著韌帶等支撐埋在體內的部分。短小的人當中，有的人是因爲腹部往前突而使陰莖埋在厚厚的脂肪中。或是韌帶力道較強，將陰莖往體內拉，造成埋入的部分比較多。

使陰莖變長、變粗的方法

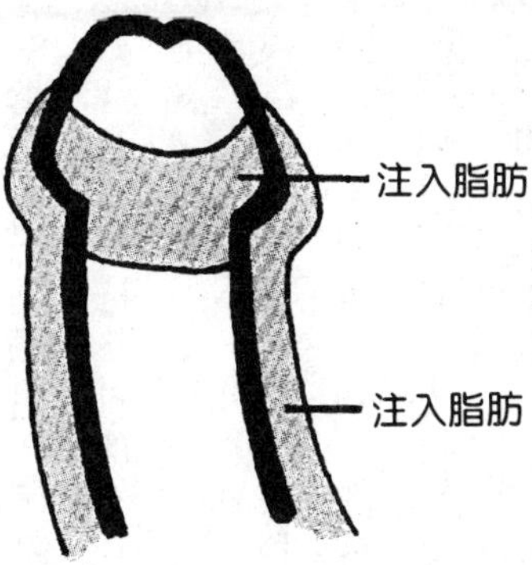

陰莖增大術

從下腹部抽取脂肪，將嚴格挑選的脂肪，經由注射器注入陰莖。

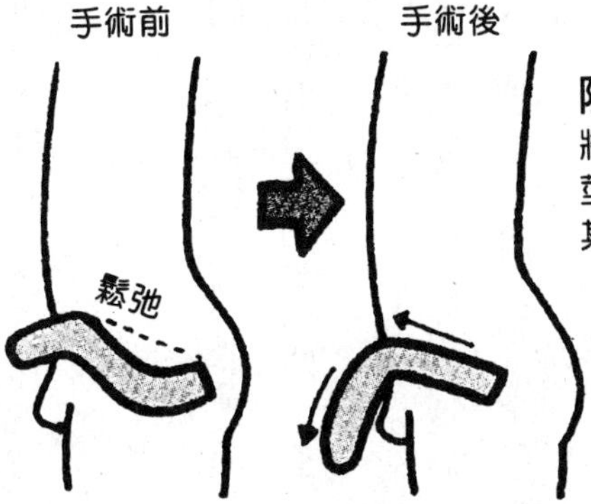

陰莖增大術

將埋入體內的陰莖拉到體外，使其加長的手術。

◆處理法

女性的陰道平均長度為九公分，比國人的平均陰莖尺寸更短。並不是說陰莖越長，女性就越能夠得到滿足，前戲才是最重要的。但是，仍然有很多男性相信陰莖越長越好，無法拂去男性的「巨根信仰」。

想要使陰莖變得又長又粗，可以去找美容整形外科。

關於長度的問題，美容整形外科會對陰莖短的原因進行心理諮商與檢查。此外，如果是因為韌帶力道太強，則會藉著動手術減弱力道。如果在體內部分的陰莖鬆弛時，就要動手術矯正，將其拉出體外。

另一方面，想要變粗時，就會從自己的下腹部抽取脂肪，注入陰莖周圍。因為是自身的脂肪，故可以毫無勉強的吸附到陰莖內。因為不用動手術，所以不會留下疤痕。手術時間大約三十分鐘到一個小時。

99【盜汗】

◆症狀

晚上睡覺時會大量流汗。早上清醒時，覺得全身都濕淋淋的，被子也充滿汗臭味。

◆處理法

如果平時就是容易流汗的人，就不用擔心。心理疲勞或過度疲勞，也可能出現盜汗現象。拖延太久可能成爲自律神經失調症。如果持續輕微發燒與盜汗時，則可能是結核。

100【痣長毛】

◆症狀

對於痣長出了毛，感到很擔心。尤其在刮鬍子時，會不小心傷及臉部的痣，經常出血。當毛長出來時，盡量不要弄傷痣，小心謹慎的剃掉毛，但是覺得很麻煩。

◆原因

痣是在皮膚表皮附近形成的色素性的母斑細胞隆起而成，算是皮膚的一種畸形。而這部分有毛根時，也會造成畸形，長出一根毛。而且毛色特別的深，與周圍的毛生長情況不同。

◆處理法

雖然是皮膚的畸形，但是放任不管也無妨。

在刮鬍子時，不要使用刮鬍刀片。使用電動刮鬍刀，就不會在拉扯時造成出血。可以利用刮鬍刀上附帶的推子，將痣上的毛推短，然後將刮鬍刀與痣成直角抵住後再刮除。覺得擔心時，也可以利用手術去除痣。但是依痣的種類不同，有時很難動手術。

101【順風耳】

◆症狀

耳朵垂直豎立在頭上的狀態，從正面看來，耳朵非常的明顯。

◆處理法

耳朵長在頭上的方式是天生的。父母中有一人爲順風耳時，大都會遺傳給後代。要避免進行像橄欖球等會經常互撞頭部的運動。

最快速的方法就是到美容整形外科動手術。手術是一刀劃入耳內側的軟骨，讓耳朵躺下來，大約三十分鐘左右。

→

102【飲酒過量】

◆症狀

無法只喝一家店就結束，導致飲酒過量。爲何不能夠停止這種行爲呢？

◆處理法

飲酒過量會有「酒精依賴症」的危險，因爲酒精依賴症與喝酒的形態有密切的關係。一旦飲酒過量後，要告誡自己一週內都不能夠再喝酒。此外，也要與一起喝酒的朋友說明，互相鼓勵，停止飲酒過量的行爲。

103【單眼皮】

◆症狀

眼瞼腫脹，好像剛睡醒似的。有時眼神不佳、晦暗，甚至感到很失禮。

◆處理法

單眼皮的男子並不少，不必在意臉的問題，只要表現出開朗的個性即可。如果還是很在意，可以到美容整形外科割雙眼皮。

手術法有二種，其中之一就是沿著想要變成雙眼皮的眼線，在眼瞼的皮膚下二～三處，埋入醫療用的線，加以縫合的方法。不需要切開，所以不會留下手術疤痕。

另外一種就是用手術刀切開眼瞼數毫米，抽除脂肪，變成雙眼皮的方法。眼瞼脂肪較多，眼瞼腫脹，看似表情發呆的人，可以使用這種方法。在美容整形外科中，是最常進行的手術。

但是，「害怕動手術」、「雖然是雙眼皮，但是不知道自己的表情」的人，可以採用高中女生的做法。也就是配合眼瞼的形狀，將玻璃膠帶剪成弓形，再貼上去即可。重點是為了避免膠帶發

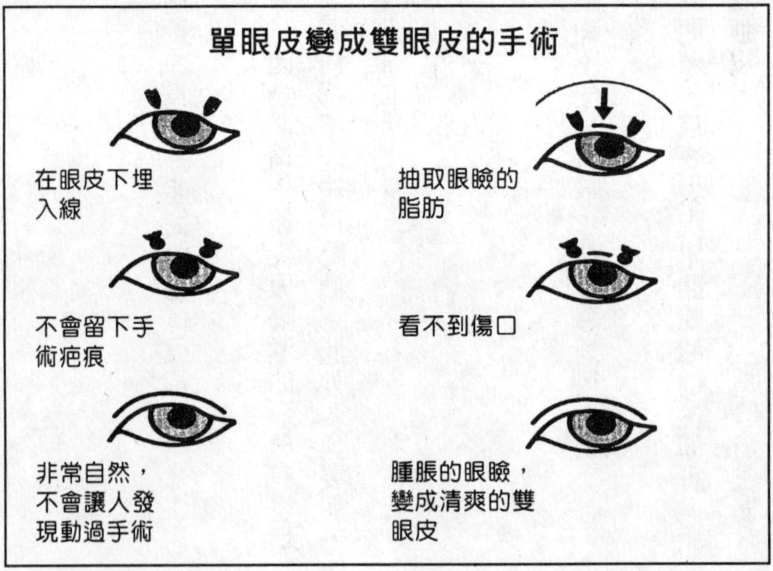

光，所以要使用化妝膠帶。

利用漿糊讓眼瞼的皮膚貼合在一起而變成雙眼皮的方法，就是從距離睫毛的生長處五毫米的地方，好像畫眼線般塗抹漿糊。等到乾了之後，再用棉花棒等將其貼合，不過肌膚敏感的人，可能會出現斑疹。瞬間接著劑等不容易清洗，也絕對不可以使用容易進入眼睛的危險接著劑。

104【黑眼圈】

◆症狀

最近因爲工作忙碌，身體疲勞，很晚就寢。隔天照鏡子時，發現眼下出現黑眼圈，不願意讓如此疲勞的臉出現在人前。

◆原因

眼睛周圍的皮膚很薄，毛細血管如網眼般的遍佈。黑眼圈就是因爲熬夜，使得毛細血管的循環停滯，皮膚呈現暗沉的血液顏色所致。

◆處理法

因爲是血液循環不良，所以，只要消除這個原因就可治癒。只要塗抹乳液進行按摩、蓋上熱毛巾溫熱肌膚，就能使血管擴張，血液循環順暢。此處新陳代謝旺盛，即使有傷也很容易痊癒。早上出現黑眼圈時，只要進行這些護理，就能夠迅速復原。此外，服用能夠促進血液循環的維他命E也不錯。

105【陽痿】

◆症狀

醫學上的陽痿有兩種形態。一種是勃起不全等性交不能症，另一種是生殖不能症。但是，一般陽痿是指前者。

◆原因

陽痿的原因是負責勃起的血管、神經與荷爾蒙等陰莖的組織出現毛病，而無法勃起的「器質性陽痿」。以及主要是精神影響引起的「心因性陽痿」。

心理的問題，可能是過去失敗的性行爲或是性器自卑感、性的無知、失戀、家庭問題、工作壓力等日常壓力造成的。

心因性的陽痿與身體的勃起能力無關，但是，長時間會導致海綿體或海綿體血管功能降低，容易併發器質性陽痿，所以要注意。

◆處理法

治療陽痿要對症下藥，使用適合的方法來治療。目前治療陽痿藥物中，倍受矚目的就是威而鋼。在美國食品、藥品管理局，以成人男性三千人爲對象，進行臨床試驗，發現有七成的人有效。這些對象包括心因性陽痿以及「糖尿病」、「脊髓損傷」等身體機能原因引起的陽痿在內，數字非常驚人。

在興起空前的威而鋼旋風當中，也出現了死亡例的報告。所以用法以及使用量，目前仍需要進一步的臨床試驗。

此外，對心因性以及器質性陽痿都有效的就是「ＶＣＤ」器具。做法是將陰莖放入筒狀的器具當中，利用真空唧筒抽出空氣，讓血液流到陰莖，強制使其勃起，有效率達到八〇％。在美國沒有醫師的處方箋不得購買，國內卻不然，所以最好找泌尿科或是專治陽痿的專門科醫師就診。

這個器具的優點就是無副作用，對於因爲老化引起陽痿有效。持續使用，也能夠恢復勃起能力。唯一的缺點是，如果在床上使用錯誤的話，可能連睪丸也會被吸進去。

在此爲各位介紹一下以往的陽痿治療法。

首先對於器質性陽痿，可以利用手術的方式，讓血液充分的流入海綿體內。因此會使用擴張動脈血管的治療法，有效率達八〇％，甚至超過威而鋼。因爲前列腺手術而傷及周遭陰莖神經，引起的神經性陽痿，則直接將血管作動藥注入海綿體，效果達一〇〇％，具有完美的效果。

此外還有一種「陰莖假體」，就是將人工陰莖埋入海綿體中。假體包括硅棒物或是埋入陰囊中的喞筒。擠壓之後，會讓液體流入海綿體。此外，還有形狀記憶合金製品。在四十五度以上時就會勃起，在三十度以下時就會萎縮。

關於心因性陽痿等，可以使用八味地黃丸等漢方藥與心理療法，或是看心理醫師，累積訓練，慢慢建立自信。

心因性陽痿本身的勃起能力無問題，所以不需要植入陰莖假體等手術。但是有些美容整形外科，也會對於心因性陽痿動手術，成爲嚴重的問題。

106【疏離神經症】

◆症狀

覺得自己的身體不是自己所有，無法清楚的分辨冷、熱、痛感。此外，覺得自己的身體好像飄浮空中，無法感受喜怒哀樂的情感。

◆原因

遭遇交通意外事故，或突然親人、寵物死亡時，都會成爲很大的壓力。睡眠不足、過度疲勞、疾病等，會成爲引發的關鍵，屬於一種「神經症」，是比較罕見的疾病。有的人短時間就能夠復原，有的人則可能長達數個月。一旦出現後，就很難治癒。

◆處理法

日常生活並無大礙，但是本人會對此症狀感到不安，甚至會出現恐慌心理，要儘早接受治療。

可以去看心療內科，藉著精神療法或諮商進行治療。因爲遭遇打擊而得了疏離神經症，在內心創傷痊癒的同時，症狀也會消失。

107【喉嚨阻塞】

◆症狀

感覺喉嚨有東西塞住，因爲喉嚨狹窄而感覺不適，但吃東西時卻沒有問題。

◆原因

疑似「喉頭炎」、「扁桃腺肥大」、「頸椎變形症」、「食道癌」、「貧血」等。雖然耳鼻喉科醫師說無異常，但是，卻依然有阻塞感時，則可能是「喉頭異常感症」這種神經症。此外，對於癌症太過於敏感，或在工作忙碌、精神困擾時，也會出現這種現象。

◆處理法

先去耳鼻喉科，診斷病因。如果無異常時，最好去看心療內科、精神科等，利用鎮定劑或精神療法來治療。

108【睪丸痛、癢】

◆原因

受到撞傷等衝擊時，睪丸產生劇痛，可能是「睪丸破裂」。

如果沒有受到撞擊而產生劇痛，則可能是「睪丸炎」、「副睪丸炎」。一旦罹患睪丸炎時，就會失去生殖能力。

用力時會感到疼痛，則可能是「腹股溝疝」降到陰囊所致。睪丸突然產生劇

睪丸疼痛時可能存在的疾病

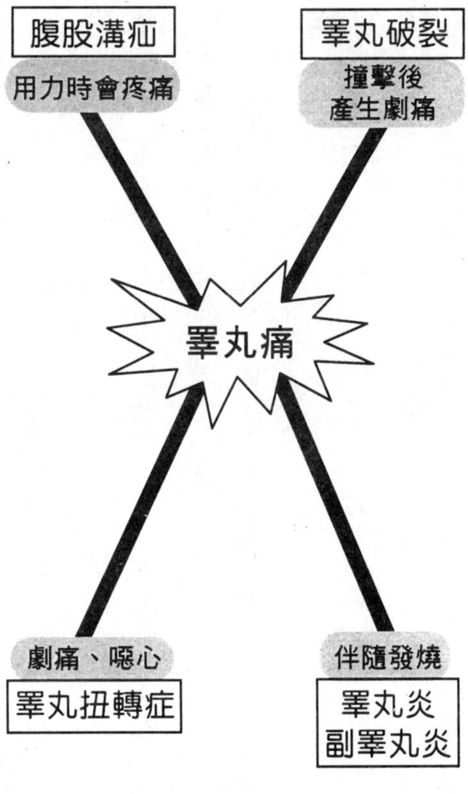
腹股溝疝
用力時會疼痛
睪丸破裂
撞擊後
產生劇痛
睪丸痛
劇痛、噁心
睪丸扭轉症
伴隨發燒
睪丸炎
副睪丸炎

痛，或是伴隨出現噁心與休克症狀時，則可能是「睪丸扭轉症」。

此外，也可能是因爲「龜頭包皮炎」，而使得陰莖疼痛。

陰囊周邊發癢，可能是「腹股溝癬」。如果是陰毛周圍發癢，就可能是「毛蝨子」。

◆處理法

不論是何種狀況，都要儘快到泌尿科就診。尤其睪丸受到重擊、睪丸扭轉症時，有失去睪丸機能的危險性，要儘早到醫院動手術。

睪丸發癢時，立刻到皮膚科就診，使用軟膏治療，一定要保持清潔。

109【愛滋病】

◆症狀

最初會出現類似感冒的症狀，很快就會痊癒。但是，體內的愛滋病病毒，卻會進入製造人類免疫力的白血球中，開始增殖。然後會破壞淋巴球，出現「後天免疫缺乏症候群」的症狀，這就是愛滋病。

患者有一半以上，會在得病十年內發症。免疫力降低，會陸續出現普通人不會感染的「肺囊蟲肺炎」。此外，也容易出現「卡波濟肉瘤」等腫瘤。一旦愛滋病病毒進入腦內，就會造成愛滋病腦症，出現癡呆症狀。語言和動作減少，最後臥病在床。

◆原因

因爲輸入被愛滋病病毒污染的血液，或是性交而造成感染，尤其伴隨插入的性行爲最容易造成感染。據說親吻等不會造成感染，即使吞了一桶愛滋病患者的唾液也不要緊。

◆處理法

關於愛滋病，目前仍有很多不了解之處，無法確立治療法，而且有很多的迷信與偏見。預防法是進行性行爲時配戴保險套。

110【暈車】

◆症狀

乘車時會感覺不舒服，甚至覺得噁心而嘔吐。有時是「可以開車卻不能乘坐巴士」或「可以坐船卻不能搭飛機」，對於某些交通工具較爲過敏。

◆原因

每個人都有搭乘交通工具感覺不舒服的經驗，因為不是疾病，所以請不用擔心。但是，擔心暈車而害怕坐車時，就可能引發一種「不安症」。只對特定的交通工具過敏時，這種傾向就更強烈了。也許是對此種交通工具曾經留下不好的回憶而造成暈車的原因。暈車前可以使用暈車藥，使情緒穩定下來，避免暈車，可以說精神的要因頗強。

◆處理法

原本以為自己不會暈船，但是，一旦搭乘自己不常坐的船時，卻產生暈船現象。這是因為船的大小改變，使得船搖晃的程度不同，身體感覺不適應使然。

覺得不舒服時，趕緊下來靜養。躺在地上是最好的，坐在椅子上也可以。一定要鬆開領帶與皮帶，保持身體輕鬆的狀態。

防止暈車的方法，就是服用「暈車藥」。光是這樣做，就會覺得整個心情截然不同。

此外，選擇搖晃程度較小的座位也很重要。乘坐自用車時，可以選擇不易暈車的助手席位置。如果是巴士，可以坐在最前面的位子。電聯車或火車，可以選

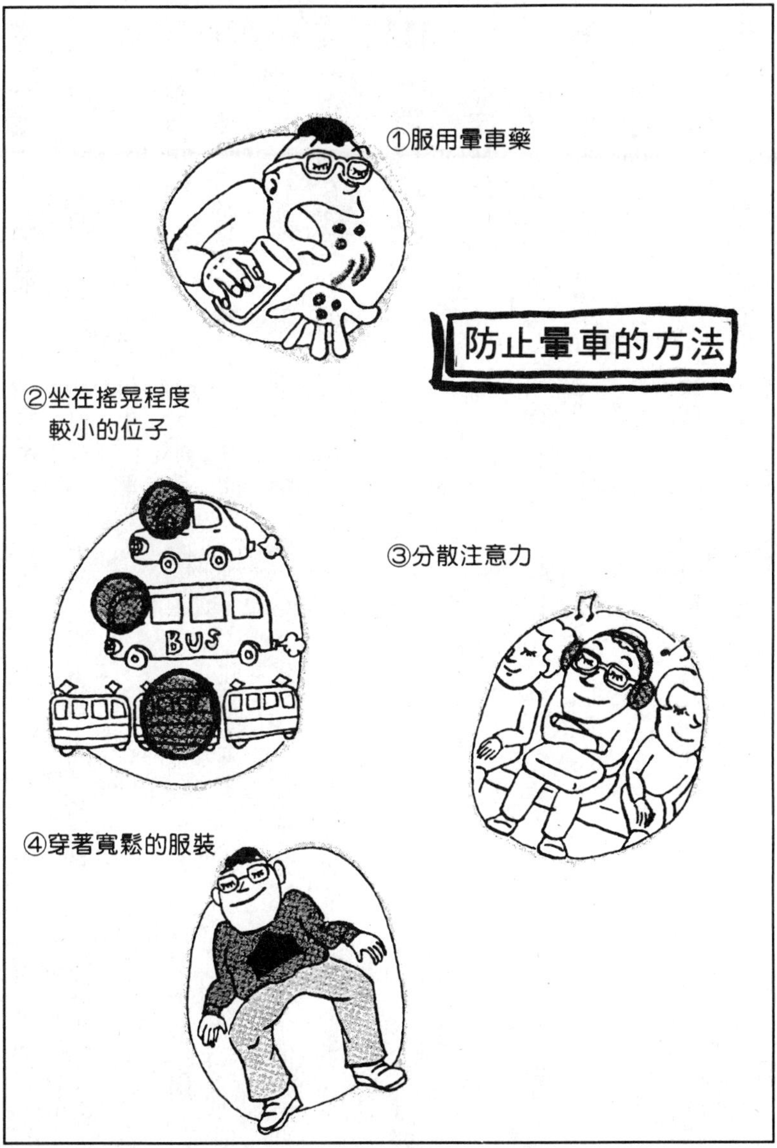
防止暈車的方法
①服用暈車藥
②坐在搖晃程度較小的位子
BUS
③分散注意力
④穿著寬鬆的服裝

擇中央車廂，朝前進方向坐就不會暈車。

在乘坐交通工具時，說話可以分散「可能會暈車」的注意力。打開車窗、站在甲板上吹風，也不容易暈車、暈船了。

根據民間療法，可以喝一小瓶蓋的威士忌，因爲酒精具有放鬆緊張的作用。但是不勝酒力的人，喝了之後反而不舒服，因此要注意。

此外，據說「在肚臍放置醃鹹梅就不會暈車」，這是很奇怪的說法。但如果本人相信「有效」，也不妨一試。

111【腳抽筋】

◆症狀

突然做劇烈運動或是積存疲勞時，腳和小腿肚、腳底心會抽筋。此時會產生劇痛，根本無法站立，只能等到抽筋停止而已。

◆處理法

如果是小腿肚抽筋，要放鬆腳的力量，將拇趾朝膝的方向伸直，放鬆小腿肚的肌肉。如果是腳底心的話，可以用手掌按摩整個腳底。

112【腳臭】

◆症狀

脫掉鞋子後，出現難聞、獨特……好像豆豉壞掉的強烈臭味。在要拖鞋子的場合時，連自身都會感到困擾。在搭乘飛機或是坐火車時，即使腳非常疲累，也會擔心脫鞋而覺得痛苦。

◆原因

腳經常活動會流汗，加上與附著於皮膚表面的細菌作用，就會產生強烈的臭味。尤其穿著合腳的皮鞋、透氣性不佳的鞋子時，更容易產生臭味。

◆處理法

爲了避免細菌繁殖，首先要保持腳的清潔。回家後要立刻用肥皂等洗腳，要特別洗淨趾縫和趾甲間，保持清潔。

選擇通氣性較高的鞋子，最好穿涼鞋。但是上班族不可能穿涼鞋上班，因此與其選擇不吸汗的合成皮革，不如選擇真正的皮鞋比較好。同時使用具有脫臭效果的鞋墊，這都是對付臭味的對策。

此外，不要每天穿同一雙鞋子。穿過的第二天，可以用具有殺菌效果的濕巾擦拭，然後放置通風處讓鞋子休息一下。此外，據說在鞋子內放十元硬幣，也可以去除臭味喔！

113【腹股溝癬】

◆症狀

內股或是臀部、睪丸等處出現顆粒，然後變成紅色的圈，範圍不斷擴大，身體發癢。在人前不敢抓癢，真是難受的不得了！

◆原因

這就是「腹股溝癬」，醫學稱爲「白癬」的疾病。最初是內有黃色黏稠液體的小水泡，然後漸漸成環狀。原因是一種叫做「白癬菌」的黴菌造成的感染，與引起香港腳的菌相同。

◆處理法

到泌尿科拿回治療腹股溝癬的藥膏，塗抹一週就能痊癒。但是容易復發，所以不能夠掉以輕心。

因為黴菌不耐熱，而且無法抵擋紫外線，所以，預防復發的方法就是用滾水消毒內褲，充分曬太陽。當然陰部也要保持清潔。

114【落枕】

◆症狀

早上起床時，覺得脖子無法順利的扭轉。如果勉強扭轉，會覺得疼痛。

◆處理法

這是一般稱為「落枕」的狀態。不僅在睡眠中，向後看、泡澡時清洗身體，甚至連打個噴嚏都有可能出現。放任不管疼痛也會緩和，脖子漸漸能夠動彈。嚴重時，最好到整形外科接受診治。

115【過敏性鼻炎】

◆症狀

即使沒有感冒，卻一直流鼻水、不停的打噴嚏、擤鼻子，使得鼻頭發紅。

此外，因為連續打噴嚏而無法好好工作，在會議和商談中被人厭惡，出現各種的弊端……。

◆原因

鼻子過敏的原因中最多的就是蟎，佔整體的六成。此外，地氈、沙發中也有肉眼看不到的蟎繁殖，其排泄物與屍體形成強烈的過敏原（過敏的原因）。灰塵、春天的花粉、黴菌、芳香劑和殺蟲劑、防蟲劑等，都會成爲鼻子過敏的原因。貓、狗、小鳥等動物的毛也可能成爲過敏原。

此外，家人中有過敏疾病的人，也可能產生遺傳。

◆處理法

爲了防蟎，最好不要使用蟎容易繁殖的沙發、墊子、地毯等。可以將地面改成塑膠地板，不要使用布製沙發，選擇皮革製的沙發較好。

棉被和毛毯也是蟎的溫床。所以要使用棉被烘乾機，吹五十度以上的溫風，讓蟎死亡，並讓被子曬太陽。過敏原如果是花粉，會因爲拍打附著在被子上的花粉而造成過敏。也要注意冷氣機或暖氣機等，使空氣循環的機器。雞毛撢子或掃把，會使灰塵在空氣中飛舞，要避免使用。最好也不使用廁所芳香劑。

以上是處理法。過敏性鼻炎是鼻子敏感所產生的疾病，可以藉著慢跑或是打

過敏性鼻炎對策

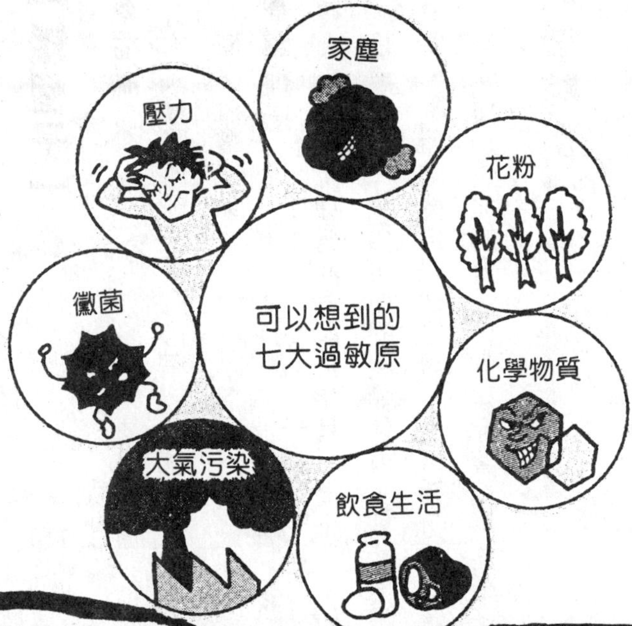
家塵
壓力
花粉
黴菌
可以想到的
七大過敏原
化學物質
大氣污染
飲食生活

避開家塵的做法

雞毛撢子或是掃把，會使灰塵在空氣中飛舞，所以盡量不要使用。燈罩要用濕毛巾擦拭，榻榻米要多花些時間用吸塵器清除灰塵。

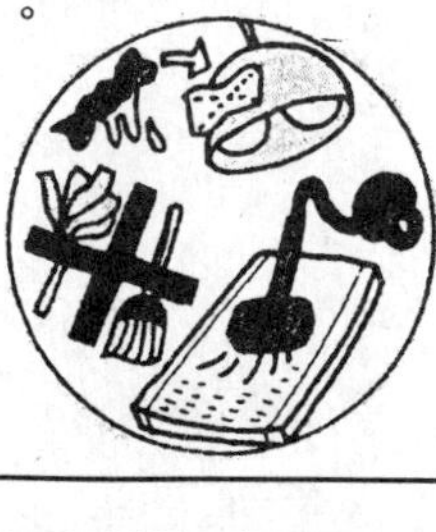

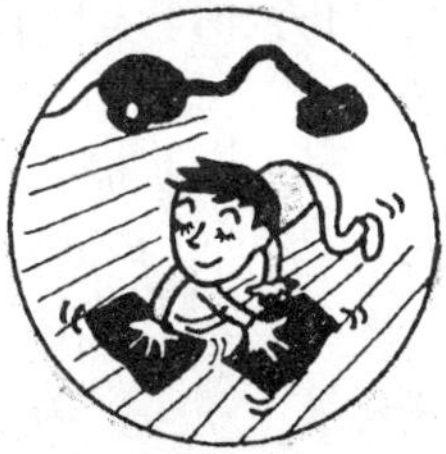

盡量舖塑膠地毯，避免蟎繁殖。在清掃或是使用吸塵器後，要用抹布擦拭。

被子或毛毯等寢具要定期曬太陽，去除灰塵。同時使用棉被烘乾機加熱到５０度以上，使蟎死亡。

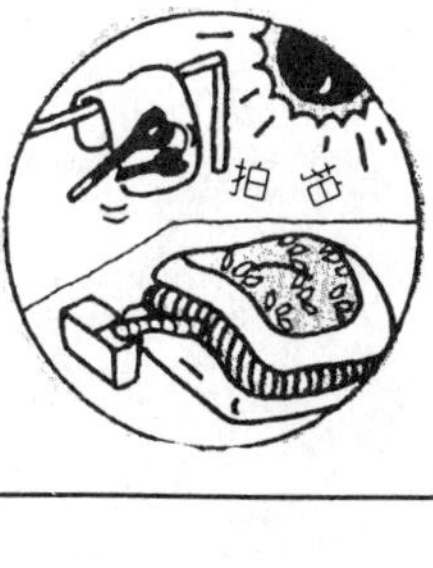

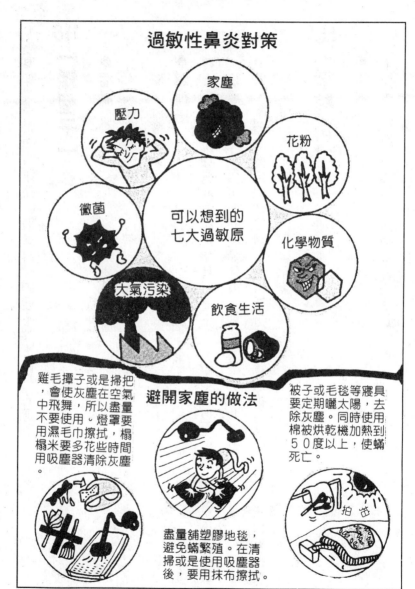

太極拳等集中精神的運動，鍛鍊自律神經，改善自己的體質。

116【矮個子】

◆症狀

有的人會因爲個子矮而自卑。一旦聽到女性說「男人身高一定要一八〇公分以上」時，就會生氣。

◆處理法

長大成人後，身高就不太可能有所變化了。但是，也可以經由矯正再長高數公分。藉著整體，使得扭曲的關節伸直，就能夠增加一些高度。

但是，整體之後再回到日常生活，有可能又會恢復原先的身高，所以要持續就診。最簡便、快速的方法，就是穿著墊高的鞋子。

117【腱鞘炎】

◆症狀

手腕與手指關節疼痛，活動時會產生劇痛。

◆原因

過度使用手腕與手指是主要原因。經常敲打鍵盤等職業人士，以及棒球選手等長期使用手腕肌肉的人，較容易罹患。

◆處理法

首先要讓手腕休息。不過爲了止痛，最好去看整形外科。

118【嗅覺異常】

◆症狀

對於食物、香水、廁所臭味等氣味都渾然不知。

◆原因

感覺氣味的是在鼻內上方「嗅上皮」的部分。一旦鼻塞或是感冒時，嗅上皮發炎，就無法分辨氣味。如果是這些原因，則一旦感冒或鼻塞痊癒時，自然能夠恢復嗅覺。但是因爲某種理由，嗅覺神經機能降低時，就很難痊癒。

◆處理法

一直聞不到氣味時，最好去看耳鼻喉科。

119【精力旺盛】

◆症狀

別人也許羨慕的不得了，但是，對本人而言卻是一個相當嚴重的問題。只要看到街上性感的女性就會勃起，與愛人或妻子進行性交時，一個晚上要數次才會滿足，令對方疲累不堪，而且不是輕鬆的射精就結束了。

因此常遭到拒絕，自己也感到非常痛苦而鬱鬱寡歡，甚至擔心會做出性犯罪的行爲。

◆原因

據說國內夫妻一週性交三次。如果你不是新婚，結婚多年卻每天都要做愛的話，真的是精力絕倫。

但是，也有可能因爲疾病而性慾突然高漲。「躁病」、胡亂使用酒精或興奮劑，以及「腦炎」等腦部疾病，都會導致性慾的變化。如果以往並沒有這種現象，卻突然精力旺盛時，就要去醫院就診。

◆處理法

如果真的想要治好的話，就不要做出讓對方產生負擔的性行爲。如果一次射精無法令自己滿足時，則在上床之前，最好先手淫射精。如果對方已經滿足時，也可以藉著手淫滿足自己。

男性獨斷的進行性行爲，會使女性產生不滿。即使在性慾方面得到滿足，但在愛情方面可能有所缺失。唯有用體貼之心互相對待，才能使關係順利發展。

120【腿毛】

◆症狀

同樣是成熟的男子，有的人腿毛粗，有的人腿毛細。最近很多人都很在意腿毛，甚至不將腿毛刮除就不敢出現在人前。

◆處理法

如果腿毛實在太多，想要加以處理時，可以使用女性刮鬍刀或是安全剃刀、脫毛膏等。刮鬍子用的電動刮鬍刀，會損傷肌膚敏感的部分，最好不要使用。

121【腿短】

◆症狀

和身高相同的人坐在椅子上時，自己的坐高明顯較高，也就是軀幹較長，腿比較短。此時較容易產生自卑感。

◆處理法

最近流行穿在腰骨附近，而且褲管寬大的褲子，這些都是適合短腿的服裝。此外，市面上也有賣鞋底較厚的鞋子等。放棄保守的服裝，改變一下造型吧！但是，因為工作不方便做此打扮的人，就可以盡量穿較高的鞋子或靴子等。

122【聞不出味道】

◆症狀

對於氣味非常鈍感。以前公司曾經發生瓦斯漏氣事件，大家都說「聞到瓦斯味」，但是，只有自己渾然不覺。即使別人剛上完廁所，自己依然不會在意。對日常生活不會造成很大的阻礙（這可能是種優點吧）。然而對於聞不到味道仍然感到不安。

◆處理法

有時會因爲感冒而聞不到味道，如果是長期持續時，可能是「嗅覺異常」。最好到耳鼻喉科接受精密的檢查。

123【鼻形不良】

◆症狀

包括單純鼻子較低的「塌鼻子」，或是鼻頭朝上，可以見到鼻孔的「豬鼻子」等等。所謂的鼻子低，有各種不同的形態。

此外，還有鼻翼比鼻子大，鼻子朝側面擴展的形狀，以及鷹勾鼻等。

◆處理法

可以去看美容整形外科，利用手術，塑造出自己喜歡的鼻子形。

手術是用對身體無害的矽膠假體。由鼻子內側插入，墊高鼻子。因爲是由內側進行的手術，所以看不見疤痕。手術後，鼻子高度可能會改變或恢復原狀。

此外，如果體內有異物進入時就會產生抵抗感的人，可以使用自己的耳廓軟骨來進行。

124【鼻塞】

◆原因

鼻塞如果伴隨流鼻水、打噴嚏、喉嚨痛、發燒等症狀時，就可能是「急性鼻炎」。這是「感冒」的症狀，所以要先治好感冒。此外，「過敏性鼻炎」也可能會引起鼻塞。平常鼻塞的話，則可能是「副鼻腔炎（鼻蓄膿症）」。

◆處理法

鼻塞不宜置之不理，最好到耳鼻喉科接受診治。

125【鼻蓄膿症】

◆症狀

原本以爲是鼻子傷風，但是卻反覆出現。一旦感冒時，症狀就會慢性化。鼻塞、流鼻水、頭重感，甚至會打鼾。

而且經常感到焦躁、工作效率降低，缺乏耐性。

◆原因

一旦感冒時，鼻孔部分的副鼻腔就會發炎，稱爲「副鼻腔炎」。通常在鼻子傷風痊癒的同時，症狀也會消失。感冒無法痊癒，或是反覆出現，就會變得慢性化，使得副鼻腔內積存膿，形成所謂的「鼻蓄膿症」。

◆處理法

到耳鼻喉科就診，洗淨膿，利用抗生素等抑制發炎症狀。爲了排膿，可以將注射針刺入副鼻腔，這時會感覺疼痛。一旦因爲症狀嚴重而動手術，就需要製造排泄口以排出膿。

預防法則是平時要避免鼻水積存，經常擤鼻子，並保持房間的溫暖，提高溼度，創造一個體貼鼻黏膜的環境。而且要攝取蛋白質、維他命等營養均衡的飲食。

126【睡眠不足感】

◆症狀

每天睡五～六小時，一旦坐在公司的椅子上，又會覺得想睡。整天頭腦茫茫然，無法工作，連上司都責備你：「太怠惰了！」

◆原因

關於睡眠的時間，有的人是「短時間的睡眠」，不用睡太久，就能夠旺盛的展現活動。有的人則需要長時間的睡眠，否則就會精神不濟，是屬於「長時間的睡眠」。總覺得睡不飽，連白天也想睡覺的人，是屬於長時間睡眠型的人。

此外，太胖或是鼾聲大作的人，也可能會出現「睡眠時無呼吸症候群」。這類型的人即使早上起床，也會覺得身體倦怠，白天缺乏集中力。

◆處理法

一言以蔽之，「充足的睡眠時間」有個人差異。不管別人說什麼，一定要保有足夠的睡眠時間。

127【睡醒時不適】

◆症狀

早上不容易清醒，或是醒來後仍然會發呆。

◆處理法

可能是「低血壓」，最好去看內科醫師量一下血壓。

128【齒列不良】

◆症狀

暴牙、下唇突、上唇突等齒列不良，會造成自卑感。此外，牙齒或牙齦顏色不佳，會對於笑容喪失自信。

◆處理法

建議你最好去看「美齒科」，當然也可以到普通的牙科矯正。美齒科的優點就是短期內可以治療。通常齒列要花多年的時間戴鋼絲矯正。但是，美齒科不需要使用鋼絲，只要進行幾次門診即可治癒。

此外，去除牙結石或是治療蛀牙、暴牙等，就可以消除自卑感。

129【頜關節症】

◆症狀

會因爲下巴疼痛而無法開口，勉強張開時，頜關節會出現咔嘰咔嘰的摩擦聲音。張開口時，下巴會呈現「く」字形似的移動。

◆原因

主要原因是牙齒的咬合異常。可能是智齒、蛀牙，或只用一側的牙齒咬東西造成的。此外，姿勢不良，使整個姿勢歪斜，飲食生活、壓力等也是原因。

◆處理法

想知道自己咬合是否正確，可以藉著含竹筷子或鉛筆測試。

首先面對鏡子，用左右犬齒咬住橫的竹筷子（參照下圖）。這時，如果雙眼高度與竹筷子平行時，就表示咬合正常；若傾斜就表示有問題。此刻如果下巴已經出現疼痛的症狀，就一定要去看牙科醫師。

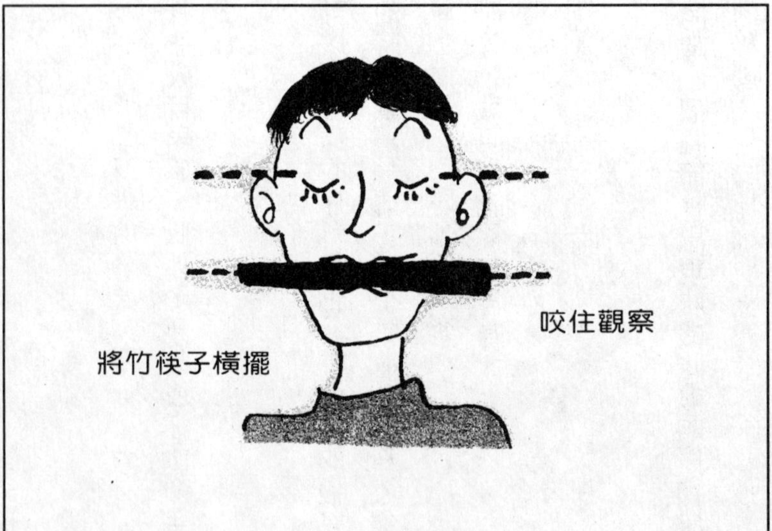

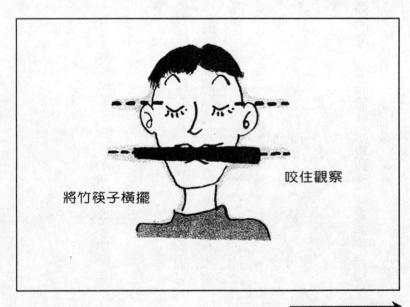

130【磨牙】

◆症狀

有的人在晚上睡覺時，會有磨牙的習慣，其類型也不同。有的人磨牙聲音低沈，有的人則富於節奏，總之本人沒有自覺。這對本人無害處，但是隔天早上，會覺得下巴肌肉酸痛，口中好像有粉一般（因爲磨牙，使得牙齒變成碎片掉落口中）。如果和妻子睡同一寢室或是出差時，就會擔心這個問題了！

◆原因

精神壓力、肉體疲勞、牙齒咬合不良時，就會出現磨牙的現象。

人在正常狀態下睡覺時，神經依然會控制身體的肌肉。一旦神經失調時，就無法遏止此種現象，磨牙就是一個的例子。活動下巴的咀嚼肌，即使口中沒有食物，也會開始任意的運動，使其發出磨牙聲。據說在睡眠淺時較容易發生。

◆處理法

沒有決定性的治療法，但是可以去看牙醫，請他爲你做牙套。這是適合自己齒型的樹脂牙套，具有緩衝作用，降低磨牙的聲音。此外，調整牙齒的咬合，也許就能夠治癒疾病。

131【頭皮屑】

◆症狀

雖然認真的洗頭，卻發現肩膀部分沾滿了白色的頭皮屑。

◆原因

頭皮屑的原因是皮脂腺的分泌物乾燥，與老舊的皮膚一起脫落所致。頭髮底肌天生肌膚週期混亂，比較容易出現頭皮屑。頭皮與臉、身體的皮膚相同，是以一個月的週期更新。但是積存壓力，或是在直射陽光下暴露在大量紫外線中，就會使得狀況混亂。

喝酒或是食用刺激性較強的食物，以及不清潔也是原因。

一旦肌膚週期混亂時，頭皮底肌乾燥。爲了修復底肌，會旺盛的進行細胞分裂。通常肌膚表面只會脫落一層皮膚，但是，一旦皮膚整個脫落，就會形成很大的頭皮屑。

◆處理法

消除造成頭皮屑原因的壓力，避免酒和刺激性較強的食物。此外，每天都要好好的洗頭髮，更要把洗髮精沖洗乾淨。

最好使用具有去頭皮屑配方的洗髮精。能夠抑制細胞快速分裂，恢復肌膚正常的週期。

132【糖尿病】

◆症狀

初期幾乎沒有自覺症狀，等到做完健康檢查時，醫師發現血糖值較高，才會察覺到這種現象。

◆原因

原因是持續攝取以動物性脂肪爲主的高熱量飲食生活所造成的。以前以四十歲以上的人較多見，最近則有年輕化的趨勢。

發症時，會有倦怠感、體重減輕、食慾減退、性慾減退等症狀。此外，也會引起各種併發症。代表性的就是「神經痛」、「發汗異常」、「陽痿」等神經障礙，以及「網膜症」、「腎臟障礙」等，就像「疾病的百貨公司」一般。

此外，也有不少例子顯示會出現「腦溢血」、「腦梗塞」、「心肌梗塞」等危及生命的疾病。

◆處理法

基本上，仍然以食物療法爲主，藉著低熱量、營養均衡的飲食以及適度的運動來改善症狀。而且要看內科醫師，接受醫師的指示。

133【頻尿】

◆症狀

在參加結婚典禮、演講、重要比賽或考試前，因爲緊張而想上廁所。此外，頭一次和女性約會，或是在相親席上，一直想要上廁所，也會使別人感到納悶。

◆原因

頻尿感是由大腦控制。當膀胱積存五〇〇～七〇〇毫升的尿時，才會出現尿意。但是事實上，膀胱在此之前也積存了尿。一旦緊張時，膀胱反射性的收縮，感覺好像脹滿了尿。但實際上尙未完全積滿尿，所以即使去上廁所，也只會排出少量的尿，這就是膀胱的「疑似膨脹感」。

也可能是「前列腺炎」所引起。如果並非是緊張的場面，但排尿次數卻增加時，最好去看泌尿科。

◆處理法

頻尿的原因是緊張。感覺壓力時，事前上個廁所是最好的處理法。此外，如果覺得「上廁所的次數太接近了」，就可能是緊張所致。只要輕鬆的想「反正隨時都可以上廁所」，就能夠去除緊張感。

134【頻頻眨眼】

◆症狀

眨眼次數多到連自己都很在意。「唉，爲什麼一直眨眼睛呢？」想到時能停止，但是一不注意又會開始眨眼了。

◆原因

就是所謂的「抽搐」，通常到了幼兒期時會自然好轉。如果家人有此毛病，可能是體質的遺傳，據說長大後也不易治癒。

◆處理法

如果對日常生活無大礙，可以放任不管。真的想醫治時，可以到心療內科就診，這時是以藥物療法爲主。

135【噯氣】

◆原因

用餐或是喝東西時，會將空氣一併吞嚥，再由胃排出，就稱爲噯氣。飯後或喝了啤酒、碳酸飲料之後產生的噯氣，並不算是一種病態，而是一種生理現象。

胃出現鈍痛感、胃灼熱、苦重感、無食慾，或是出現噁心、嘔吐的現象，反覆下痢或便秘，噯氣很臭，則可能是「胃癌」。這時可能會討厭吃肉、蛋等動物性蛋白質，連嗜好都改變了。

◆處理法

在用餐出現噯氣，是失禮的行爲。即使不想出現此動作，卻無法停止這種生理現象。出現噯氣時可以閉嘴，比起張開嘴而言，較不容易讓周圍的人發現。此外，嚼口香糖也會出現噯氣，所以在重要的場合避免嚼食。有時也會受到精神的影響，使得噯氣的次數增加，但是不用太在意。

有胃癌的可能性時，要儘早接受檢診。檢查方法包括照X光，照胃鏡、活組織檢查等，即使沒有症狀也可以早期發現。

一旦發現時，可以動手術切除癌巢。早期發現的胃癌容易痊癒，只要在轉移期之前切除的話，則九〇％可以生存五年以上。

136【頭痛】

◆症狀

持續跳痛感，反覆復發的話，可能是「偏頭痛」或「多發性頭痛」。如果是偏頭痛，有時會覺得眼前出現閃光，或是感覺噁心。

多發性頭痛則是單眼深處出現疼痛。覺得「頭部好像罩上了金箍」，出現絞緊感時，則可能是「緊張性頭痛」。頭痛持續多日，則可能會伴隨出現肩膀酸痛或頭暈。

覺得枕部突然出現如被毆打似的疼痛，則可能是「蛛網膜下出血」。早上清醒時，頭部產生劇痛，則可能是「腦腫瘤」。一旦搖頭或活動身體時，疼痛會變得更爲嚴重。

◆原因

偏頭痛就是一邊的頭疼痛，以女性較多見。原因是過度疲勞、壓力、睡眠不足所致。一旦從嚴重的緊張狀態中解放時，就會產生跳痛感。

多發性頭痛以男性較多見。緊張性頭痛的原因，則是以眼睛疲勞、脖子、肩膀酸痛爲主。有一部分是受到壓力的影響，以認真、完美主義者較多見。

◆處理法

偏頭痛時，可以將膝直立，避免腳部受涼，並且在頭部蓋上冰冷的毛巾。在辦公室或是外出地，可以用冰涼的果汁罐頭或是濕手帕冷敷頭部，減輕症狀。取得充足的睡眠是最好的方法。

緊張性頭痛因爲是頭的肌肉緊張所致，所以一定要保持溫熱。藉著溫熱，使頭部肌肉放鬆，促進血液循環，泡個澡或是邊洗頭邊按摩頭皮都不錯。

此外，如果在辦公室或是外出地，使用拋棄式的溫暖包溫熱頭部和肩膀，就能夠減輕症狀。緊急的狀態則是「蛛網膜下出血」、「腦腫瘤」，會危及生命，要趕緊送醫。

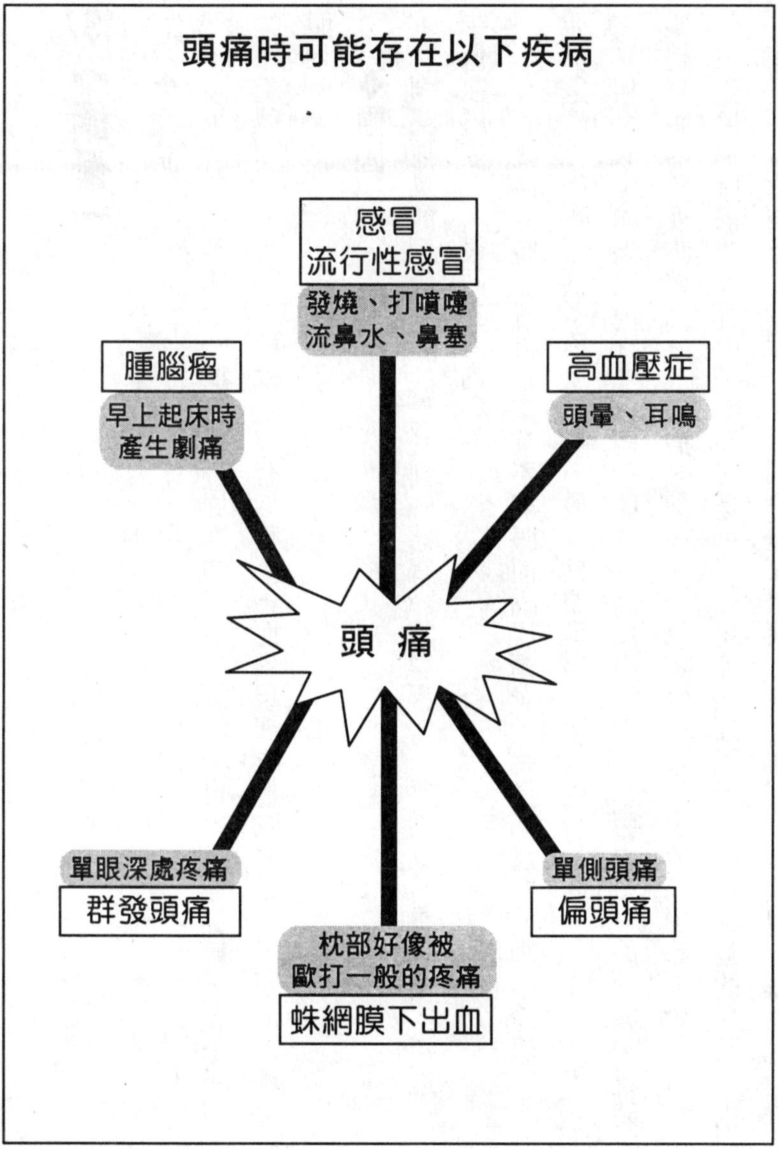
頭痛時可能存在以下疾病
感冒
流行性感冒
發燒、打噴嚏
流鼻水、鼻塞
腫腦瘤
早上起床時
產生劇痛
高血壓症
頭暈、耳鳴
頭 痛
單眼深處疼痛
群發頭痛
單側頭痛
偏頭痛
枕部好像被
毆打一般的疼痛
蛛網膜下出血

137【頭暈】

◆症狀

頭暈有二種形態。一種是覺得周圍的景象在旋轉，自己也在旋轉，就是所謂的「旋轉頭暈」。另一種就是沒有旋轉感，而出現起立性眩暈或站不穩的「搖晃頭暈」。

◆原因

頭部搖晃的頭暈，可能是受到「感冒」的影響。一旦站立時會搖晃，可能是長時間站立時，覺得越來越不舒服而出現頭暈，就是「起立性調整障礙」。「低血壓症」，最好去看內科。

大都是體質所致。爲了慎重起見，最好到循環器官科或內科就診。

相反的，如果出現耳鳴，則可能是「高血壓」引起「腦中風」的前兆，這時要趕緊到內科就診。此外，喝酒、抽煙、一氧化碳中毒，也容易引起頭暈。

如果在擁擠的人群中、車站或是百貨公司等熱鬧場所，出現頭暈的症狀，則可能是「自律神經失調症」。這時會血氣上衝，容易臉紅。即使沒有運動，也會心跳加快。另一方面，覺得周遭好像在旋轉的頭暈，就是「梅尼埃爾症」。突然覺得不舒服，出現重聽、噁心、耳鳴、發冷、發汗等症狀。

沒有出現耳鳴，只出現大約數分鐘到數小時的頭暈，可能就是動脈硬化症，要立刻到內科就診。若是旋轉頭暈可能是耳部疾病所致。耳朵痛可能是急性中耳炎。耳中長腫包，可能是「耳性帶狀泡疹」，都要到耳鼻喉科就診。

此外，頭遭到強烈撞擊、過度疲勞、發高燒等，也會造成頭暈。

◆處理法

如果有上述的症狀，要趕緊到內科、循環器官科、耳鼻喉科就診。

138【龜頭發癢】

◆原因

龜頭和包皮中間發癢，可能是「龜頭包皮炎」。是不清潔所致。

◆處理法

因爲是比較敏感的部位，所以感到發癢時，也不要塗抹市售的止癢藥，一定要去看泌尿科。

預防法就是在淋浴或泡澡時要清洗乾淨，保持清潔。尤其包莖的人在淋浴時要撥開包皮，去除恥垢。使用肥皂可能會產生刺痛感，所以，只要用淋浴的方式去除污垢即可。

139【龜頭較小】

◆症狀

即使勃起，龜頭部分的「陷凹處」也不明顯，越到前端時會逐漸變細，也就是所謂的「雁細」。進行性行爲時，據說雁粗的人，會讓女性比較有感覺，所以很多男性都在意此問題。

◆處理法

陰莖的形狀具有個人差異，一百根陰莖，就有一百種樣子，長度、粗細、形狀、顏色各有不同。此外，陰莖的形狀與女性的感覺，並沒有直接的關係，應該注重前戲與製造氣氛。

但是，如果真的希望擁有「粗大陰莖」的人，可以去看美容整形外科，藉著動手術達成願望。

方法就是將龜頭雁的部分，注入醫療用的膠原蛋白。此膠原是對身體無害的蛋白質，與人體的蛋白質成分接近，所以很安全。

藉著手術，就可以增加龜頭的彈性與硬度，同時使龜頭變粗。因爲進行前會塗抹麻醉藥，因此不會感到疼痛。此外，不需要住院或看門診，一週後就可以進行性行爲或手淫。

140【龜頭腫脹】

◆症狀

一旦性興奮時，整個陰莖會增大。另外的情況就是只有龜頭發紅，尿道周邊出現燒灼痛，惡化時會糜爛、流膿。

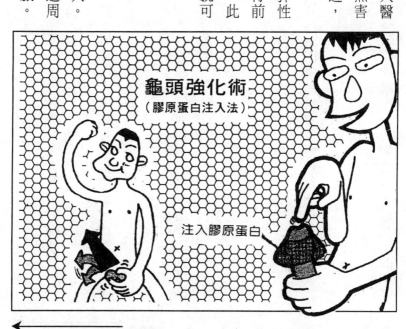

◆原因

包莖的人較多見。這是因爲包皮內持續積存恥垢的不潔狀態而引起發炎。

◆處理法

如果一直腫脹，就要到泌尿科就診。塗抹抗生素軟膏加以治療。此外，泡澡時一定要將包皮撥開洗淨，避免恥垢積存。因爲是敏感的部分，所以可以不需要塗抹肥皂。

不光是真性包莖，即使是假性包莖，也容易得這種疾病。根本治療法就是動手術治療包莖。關於包莖手術，請參照「包莖」的項目。

141【臉色不佳】

◆症狀

有一天突然臉色蒼白。如果是精神緊張所致，只要放輕鬆就能只臉色恢復原狀。

◆原因

長時間站立時，臉會發青，是屬於「腦性貧血」。在朝會時突然倒下的小學生，就是此種疾病。長期持續臉色不佳狀態，可能是「胃潰瘍」、「十二指腸潰瘍」、「痔瘡」等。

◆處理法

如果是腦性貧血，將頭放低、躺下，就能夠好轉。臉色經常不佳，可能是罹患內臟疾病，要儘快到內科接受診察。

142【臉的毛細孔】

◆症狀

原本肌膚的紋理就不太細緻，最近毛細孔又不斷變粗，情況越來越糟糕。

◆原因

這是一種老化現象。隨著年齡的增長，皮膚鬆弛而下垂，因此把毛細孔拉大。

◆處理法

女性在毛細孔粗大時，會使用粉底遮蓋，反而使肌膚問題越來越嚴重。最近男性也開始注意肌膚老化的問題。

愛漂亮的男性，可以使用男性用化妝水，給予肌膚水分，同時收斂肌膚。

143【臉抽筋】

◆症狀

一邊的眼瞼不斷的抽動、抽筋，口唇也不由自主抽動，好似神經質的人。

◆原因

一邊的眼睛周圍或是口角（口的兩端）的周圍出現小的抽筋現象時，是由於顏面神經反應異常所致。在興奮時容易發生，不過這時並沒有什麼問題。此外，這也可能是「三叉神經痛」、「慢性酒精依賴症」、「麻藥中毒」、「抽搐」。

◆處理法

基本上屬於神經內科或是腦外科的疾病，不過大都不會危及生命。經常出現時，爲了慎重最好接受診察。如果原因是酒精依賴症時，一定要儘早處理。

144【臉疼痛】

◆症狀

臉部神經突然產生跳痛感。通常會出現於單側的臉，一旦開始發作就會反覆疼痛。想要吞嚥食物或開口說話時，就會開始發作。

◆原因

也稱爲「顏面神經痛」。醫學上認爲，顏面上的神經痛，應該稱爲「三叉神經痛」，幾乎都是原因不明。有時「糖尿病」、「酒精依賴症」、「動脈硬化症」也是引發的原因。

◆處理法

基本上，最好去內科或神經科就診，詳情請參照「三叉神經痛」的項目。

145【薄唇】

◆症狀

唇看似無厚度，好像很陰險似的，希望擁有厚唇。

◆處理法

可以與美容整形外科商談，利用手術得到理想的唇。方法是將上唇或下唇感到在意的部位，注入膠原蛋白或自己的脂肪，調整成膨脹的唇。膠原蛋白與人體蛋白成分相同，會用極細的管子抽肚臍眼的脂肪，精製後再使用。

146【顏面神經痛】

◆症狀

臉的單側突然產生刺痛感，顏面神經出現疼痛。一旦感到疼痛時，就會反覆出現。發作時間短則數小時，長達一週。

◆處理法

這就是「顏面神經痛」。正式的名稱是「三叉神經痛」，是屬於臉部神經的疾病。處理法請參照「三叉神經痛」的項目。

147【雞眼】

◆症狀

在腳底和側面，出現如小紅豆般大的突起物。中間有白心，形成楔型，會嵌入皮膚深處，按壓有痛感，走路時也會疼痛。

◆原因

原因是一部分的皮膚反覆受到壓迫，使得死亡的皮膚重疊而成。原本是身體爲了避免對腳造成的衝擊，保護腳而製造出來的物質。但是一旦增大後，雞眼心的部分會感到疼痛，所以腳的構造、走路的方式和鞋子等都有問題。

◆處理法

貼雞眼用的絆創膏二～三日，泡澡時也不可以撕下來。等到皮膚表面柔軟，泡完澡後再撕下或削除。

預防法則是穿著合腳的鞋子，減輕對腳造成的負擔，相信情況就完全不同了！

148【驟然消瘦】

◆症狀

雖然沒有減肥，體重卻開始減輕。

◆原因

驟然消瘦可能是內臟系統的疾病。此外，沒有食慾、體重不斷下降時，就必須注意。

◆處理法

雖有食慾卻很瘦，有貧血、頭暈、胃痛等現象，則要立刻到內科接受精密檢查。

如果醫師說「身體無異常」，那麼，就需要去看神經內科，可能是「神經性食慾不振」。這是因爲覺得自己肥胖，不能夠接受食物所致，也算是一種「厭食症」。

149【驟然發胖】

◆原因

突然停止長期以來進行的運動，或是新婚太太的燒菜太美味而吃得太多。如果沒有任何理由而突然發胖，可能是內分泌系統的疾病。

與其說是肥胖，不如說是浮腫的情況。可能是甲狀腺機能降低症。此外，突然喜歡吃甜食，則可能是「糖尿病」。另外，也可能是荷爾蒙異常或腦出現毛病。

◆處理法

沒有停止運動或飲食生活並沒有太大的變化，但卻突然的發胖，則要立刻到內科或是內分泌科接受診察。

第二章 精神篇

1【一時想不起來】

◆症狀

才二十、三十歲，卻常常發生一時想不起來的情況。上司吩咐「這件事你全權負責」，一下子就忘記了。忘記與朋友或是女友的談話內容，嚴重時甚至忘記自己的年齡、生肖、住址等。

◆原因

工作太忙或是負責壓力太重的工作時，就容易出現此種情況。這是身體在無意識之中發揮的防衛本能，想要去除記憶而造成的。

◆處理法

如果因爲壓力，而出現一時想不起來的現象時，只要消除壓力，自然就能夠痊癒。如果真的很擔心，可以去看心療內科，接受心理輔導。

2【人前恐懼症】

◆症狀

出現在人前時，就會緊張得說不出話來、手腳發抖、臉發紅。

和家人或朋友等談話時並沒有問題，但是，如果因爲工作而出現在一群陌生人的面前時，立刻就會出現症狀。並不是討厭別人，而是不懂得與人交往。

◆原因

以前的說法是「害怕自己受傷」，但是，最近則認爲是因爲「不想要傷害別人」，而陷入人前恐懼症。

例如，擔心自己的體臭、口臭、眼神或是吃食物的聲音、表情會給對方不快感，因而出現這種症狀。

甚至擔心自己心跳的聲音會吵到別人。

◆處理法

罹患人前恐懼症者，在和家人、親朋好友相處時，不會出現症狀。換言之，問題在於人際關係造成的心理距離。

處理法就是要習慣出現在人前。經由反覆訓練，就會知道別人並不是那麼的在意自己的事情。

3【工作狂】

◆症狀

唯一的興趣就是工作。只有工作才會覺得充實。除了工作之外，沒有可以見面的朋友，認爲工作最快樂。

◆原因

這與一般所謂的「工作熱心」稍有不同。執著的對象是「工作」，也就是所謂的「工作依賴症」。除了工作以外無法確立自我。

◆處理法

要趕快找尋除了工作以外的興趣。否則一旦你所愛的公司破產、倒閉或被裁員時，就會無法承受失去工作的打擊。

如果無法改善，也可以到國外工作，或是換成以「外國人」爲對象的職業。

雖然說「勤勞是美德」，但是，國外對於「勞動」的想法完全不同。如果自認爲已經得了工作中毒症，就應該知道自己的想法並不適用於國外。想要改變以工作為主的生活方式，或許在國外可以找到一個接受文化洗禮的機會。

4【工作依賴症】

◆症狀

不工作就不平靜，休假日無法待在家中，會把工作帶回家，或是在家中工作才會安心。

◆處理法

在高度成長期的國內，像這類工作過度的父親的確很多。但是，最近這類型的人逐漸減少了。光是工作，似乎會出現問題。只能從工作找尋充實感的人，不具有人性魅力。

如果覺得自己工作過度，或是除了工作以外對其他事情都不感興趣時，就必須注意了。可以找個機會到非洲熱帶草原去觀賞斑馬大移動的壯觀景象，鼓起勇氣做一些以前想做的事情。如果總是說「太忙了，沒有時間」，那麼恐怕你會一直脫離不了「工作依賴症」。

5【女裝癖】

◆症狀

從化妝用品到服裝、高跟鞋等，一應俱全。經常會穿著女裝，陶醉於鏡前的身影。這是不能告人的興趣。

但由於婚後就不能再穿女裝，因此想要停止此種興趣。

◆處理法

到底是喜歡自己穿女裝的樣子，還是想要變成女性而得到男性的愛，其處理法各有不同。如果是後者，則請參照「同性戀」。

基本上，這是不會對他人造成困擾的興趣，所以沒有關係。最近甚至還出現了「變身ＰＵＢ」。不光是女裝，連各種打扮與化妝之樂的空間都增加了。可以到那裡去，表現一下自己平日研究的化妝技巧。

此外，在公司的宴會中，也可以表現這種「拿手絕活」，找尋持續享受快樂的方法。

6【不耐打】

◆症狀

聽到別人說自己的壞話時會受不了，如果當面告訴你時就會情緒低落。在聽到別人說：「你太不小心了」、「工作態度散漫」等等時，就會悶悶不樂。即使朋友們安慰你「不要太在意嗎」，也無法振作起來。

◆原因

精神敏感的人，性格比較溫柔、善良，所以，周遭的人容易對你產生好感。但是，在掌握好感信號之前，卻會執著於「別人爲什麼會覺得我不好呢？」的想法而使情緒低落。

◆處理法

就如朋友所說的，根本不要在意。處理方法就是在情緒低落時，快樂的喧鬧一番，提高自己的情緒。反覆這樣做，就可以使自己從低落的情緒中振作起來，能夠自己進行精神控制。

要時常對自己說，不管如何偉大的人，也不可能完全沒有敵人。而且要捨棄周遭的人常對你產生好感的八面玲瓏的想法，這樣就會使心情比較輕鬆。即使是周遭的人對你口出惡言，朋友一定會安慰你。只要了解到還是有了解自己的人，心中就會好過一些了。

7【不想回家】

◆症狀

工作完後不想回家，覺得家中無容身之處，如坐針氈，就可能得了「回家恐懼症」。可能會邀請同事或是晚輩到處飲酒作樂，大都會投宿在商業旅館或是三溫暖裡。

◆原因

「回家症候群」此種疾病放任不管的話，可能會變成「憂鬱病」。只要經由某種關鍵與家人溝通，就能夠治癒此種疾病。

◆處理法

最好的治療法就是和家人談話。如果突然說話讓家人覺得不適應，可以在家人生日時送個禮物，或是全家人一起出外旅行。

總之，如果想要改善家人關係，就要儘早展現行動。

8【不擅飲酒】

◆症狀

一旦喝酒時，臉會發紅、心跳加快，噁心想吐，覺得不舒服。即使想要避免喝酒，卻又怕得罪同事或朋友，覺得很困擾。

◆原因

雖然強迫別人喝酒是惡習，但是實際上，強迫灌酒的人並不少。

為何有的人很能喝酒，有的人卻不行呢？原因就是體內的「乙醛脫氫酵素」、簡稱「ALDH」造成的。ALDH包括能夠加以分解進入體內大量酒精的ALDH1，以及能夠迅速分解低濃度酒精的ALDH2兩種。不擅飲酒的人缺乏ALDH2，和遺傳有關。

此外，大多數的黃色人種都缺乏ALDH2。日本人有四四％、中國人有三〇～六〇％，其他亞洲國家有一四～五七％的人不擅飲酒。此外，黑人與白人一〇〇％都有ALDH2酵素，就體質而言擅於飲酒。

◆處理法

父母不擅飲酒，則自己沒有ALDH2的可能性高。即使累積訓練，也無法喝很多的酒。想要正確了解自己的體質，則可以進行酒精測試判定。

如果置身於難以拒絕飲酒的場合，應該怎麼辦呢？那麼最好是喝下第一杯之後就停止。不要在乎當場的氣氛。如果有人要再爲你倒酒時，就要堅持拒絕。

不擅飲酒的人會有自卑感。一旦有人敬酒時，可能會生氣的說「不要勉強我」，導致他人認爲你沒有協調性。

「我真的很想喝，但是醫師說不能喝……」，可以如此告訴對方，或是開玩笑的說：「臉紅的人大多缺乏酒精分解酵素喔！」以免破壞酒席的氣氛。

9【不擅說話】

◆症狀

在家人或親朋好友面前，並無異常。但是在公司開會，或是與客戶商談，站在人前時，卻無法順利說話。覺得血氣上衝，話說不清楚。

◆處理法

想要使自己會說話非常簡單，只要徹底聽對方的話，扮演忠實聽眾的角色就夠了。而且要熱心的從旁附和「原來如此」、「是這樣呀」。但是，也要事先準備好在此次談話中想要傳達給對方的重點。而且並不是聽過就算了，也要適時的表達自己的主張，如此一來，別人對你的印象完全不同。

一開始不要自己主動說話，可以觀察整個談話的流程再發言。雖然是沉默寡言，但是抓住時機的發言非常有效。首先，一定要捨棄「會說很多話的人，才是會說話的人」的這種先入爲主的觀念，這樣就可以使自己的心情放輕鬆。

10【不潔恐懼症】

◆症狀

無法忍受骯髒，認爲不管洗幾次手，都無法把沾在手上的細菌洗淨。

◆處理法

這是一種「強迫神經症」，也就是一種神經衰弱。症狀嚴重時，最好去心療內科看心理醫師。

11【五音不全】

◆症狀

參加公司旅行、尾牙或是新進職員歡迎會時，卡拉OK一定會登場。但是五音不全的人，每次都會唱走音，跟不上拍子而醜態畢露，越焦躁就越抓不住音。

此外，外表英俊瀟灑，工作精明幹練的人，一旦出現五音不全的問題時，就會暴露自己的缺點，人緣變差。

◆原因

五音不全有兩種。一種就是無法分辨正確的音，也就是「聽音音癡」。因爲無法分辨正確的音，所以也發不出正確的音。但是這一類型的人，只是音癡中的少數，剩下的幾乎是「發音音癡」。

無法巧妙使用聲帶，儘管知道自己唱走音，也無法發出正確的音。發聲音癡可以藉著聲帶訓練而矯正。

◆處理法

最近，已經有一些爲五音不全的人準備的歌唱教室。即使不去教室練習，也可以藉著卡拉OK練習。反覆唱同一首歌，直到發出正確的音爲止，相信可以使技巧變得熟練。

此外，掌握自己的音域也很重要。有一些歌曲，需要用較高的聲音才唱得出來。而且據說要求音域寬廣或節奏較快的曲子，難度更高。

藉著練習各種的曲子，發覺最適合自己音域的聲音，因而克服五音不全的問題。

12【中層管理職】

◆症狀

夾在上司與部下之間，使得工作無法順利的進展，積存壓力。上司不斷的下達命令，部下也堅持自己的主張，使得自己的煩惱很多，這就是中層管理職的宿命。

但是，有時別人無法接受自己的想法，在工作方面形成憂鬱感。惡化時會覺得倦怠、頭痛，出現身體的症狀，甚至會導致憂鬱病。

◆原因

此症狀又稱爲「三明治症群」，是企業中層管理職容易出現的疾病。認真工作，對職務的責任感強的人較容易出現。

◆處理法

可以正面接受上司和部下的藉口，誠實的解決問題。如果因爲產生矛盾而積存壓力，則可以稍微放鬆一下。然而，事實上很多人仍然無法做到放鬆的地步。這時不要只注意到工作，要找尋自己的興趣，排出一些熱衷於興趣的時間。光是擁有轉換心情的時間，就可以減輕神經症或憂鬱症的症狀。

13【幻聽】

◆症狀

感覺同事在背後說自己的壞話，附近的鄰居在謠傳些什麼事情，甚至會覺得電視畫面中的人在批判自己。

◆原因

得了「酒精依賴症」、「藥物中毒」時，也會出現幻聽。但是，在白天意識清晰時，如果也覺得別人在罵自己，就可能是「精神分裂症」。

◆處理法

這是一種心病，放任不管時會惡化，要儘快去看心療內科。

14【自大狂】

◆症狀

充滿自信，認爲自己有才能，沒有辦不到的事情。但是，周圍的人對於這樣的自己感到厭煩，希望能夠得到別人的稱讚……。

◆處理法

認爲能夠得到他人的讚賞與尊敬是最棒的事。此種性格的人，有時會誇耀自己的存在，但是反而會形成反效果。越表現自己，讚賞之聲就越小。

因此，可以採取反作戰方法。想要得到稱讚時，要先稱讚別人。不論是誰，得到稱讚時都會覺得開心。對他人行動給予好評的你，一定會得到別人的好感而稱讚你。所以想要滿足自尊心，一定要先稱讚對方。

15【自戀狂】

◆症狀

自己是最重要的，根本無法考慮周遭的想法，沒有朋友。雖然想要交朋友，但仍然會融入自戀狂的世界中。

◆處理法

覺得自己比任何人都重要。如果太過極端，恐怕沒有人要跟隨你，所以要注意。只一味想到自己的人，可以利用這種性格，在自己的價值觀中加入一項「喜歡能夠體貼他人的自己」，你覺得如何呢？

16【自卑感】

◆症狀

腿短、塌鼻子、矮個子等，不論是誰，或多或少都會有自卑感。不光是身體的特徵，甚至口吃、臉紅等也會造成自卑感。

◆處理法

啣著金湯匙出生、聲譽很高的人之中，有很多人卻抱持著自卑感。

腿短的人，不一定要直接穿矮子樂，可以努力成爲有錢人、努力向學，成爲此道中的第一人者。

以自卑感爲跳板，朝別的方向發展，多加努力。不要因爲自卑感就否定自己的人格。

17【名片迷】

◆症狀

執著於不同業種的交流會或名片交換會等，想要藉此建立人脈，非常重視收集名片的工作，本人也認爲參加宴會可以建立人脈。一旦出席時，若得不到所有人的名片就會不高興，因此，沒時間與大家交換意見，只是不斷的積存名片。甚至自問：「這樣就夠了嗎？」名片增加時，就會覺得自己擴大了很棒的人脈網路有時也會得意的把名片給別人看。

◆原因

這就是一種「喪失現實感症候群」。

對於工作不滿意，藉著參加宴會，擁有其他人的名片，陷入自己也是優良份子之一的錯覺中。因為在現實社會中所累積的經驗，不足以應付周圍狀況，於是就會想要逃避到虛幻世界的狀態。

◆處理法

參加不同業種的交流會，並非一種不良的行為。但是出席後，不要忙著收集名片。為了讓對方好好記住自己，最好以深入的談話為目標。

如果不收集幾張名片就覺得不開心，或是不收集著名公司、高頭銜的名片，就會覺得很不舒服，那麼就應該去看心療內科。

18【同性戀】

◆原因

精神分析世界認為「同性戀」是一種性倒錯的表現，歸類於一種心理疾病。

關於同性戀的原因，據說與父母有密切的關係。

孩提時代爲了爭奪母親的愛而與強勢的父親有作戰經驗的人，就可以懂得如何愛人。但如果強勢的父親不在，孩子不需要爭寵，就不會產生想要利用其他的女性來代替母親的心情，因此容易變成男同性戀者。

相反的，如果父親太強，無法和父親爭奪，就容易變成男同性戀者中的女性角色。但是這只不過是一種推論罷了。關於同性戀的原因，目前仍不得而知。

◆處理法

在精神分析的世界中，將同性戀定義是一種疾病。在實際治療現場，如果本人不是真的想要治好這種症狀時，通常不會提出「我想要愛女性」的要求。對於同性戀的最大煩惱，反而是周圍的偏見與差別待遇。雖然，最近得到認同，但是活在世界上依然感到痛苦。這時讓自己移居到同志較多的地方，也是必須考慮的問題。

例如，可以移居到紐約、台北二二八公園附近，或是調職到同志較多的髮型業界。向周圍的人，討教高明生活的秘訣也是個好方法。只要置身在一個能夠確認「自己無異常」的世界中，精神就能夠放鬆。

19【任性】

◆症狀

爲了貫徹自己的意志，不顧周遭的狀況與他人的心情，任意的展現行動。爲了自己的方便，不斷改變預定的約會。遇到討厭的事情時就悶不吭聲，或是強迫同事加班等。

◆原因

不管是誰必然非常的疼愛自己，爲了貫徹自己的意見，會對外強調自己的主張。但如果無法分辨周遭的狀況，而堅持自己的主張，就會被稱爲任性。

小時候與家人的關係，可說是造成任性的原因。當然，本質的性格與成長的環境，也是原因之一。被稱爲任性的人，就算知道「自己任性」，也多半不想改變這種性格。

因爲任性而遭人唾棄，或是被同伴疏離，就應該要悔改了！

◆處理法

任性的性格很難改善。任性是基於自我主張而得到好處的長年經驗造成的，所以無法改變這種性格。而且本人也認爲任性就是堅持自己的意見。

這時可以找尋一個不會堅持自我主張、不會表現任性的方法。例如，「這麼做不光是對我有好處，對你也有好處喔」。可以做這樣的建議，互相溝通意見。注意周遭的狀況，讓自己的意見被接受，這與以往的任性不同，需要更高度的技術。對於任性的人而言，這也是一個非常好的挑戰。

20【尖端恐懼症】

◆症狀

看到尖的東西朝向自己時，就會眉間深鎖，也不喜歡他人用手指著自己。一旦筆尖朝向眼睛時，會感到很不舒服。

有些人看到並沒有朝自己接近的避雷針或是燒肉串時，就會產生不快感。

◆原因

對於特定的對象或狀況，產生恐懼感，就是一種「恐懼症」。像「懼高症」就是大家熟悉的一種症狀。

◆處理法

和懼高症相同，在日常生活中，對一些事物不要太在意。即使別人用手指著自己時會產生不快感，也不要因此而引起騷動，只要把眼光移開即可。

21【吞口水】

◆症狀

出現在人前時，會不停的分泌口水，咕嚕的吞下去，聲音大到連自己都難爲情。越是注意此現象，就越無法停止，在會議室或圖書館等地，感到非常難堪。

◆原因

因爲擔心自己的表現不佳，因而引起這種症狀。就好像「體臭恐懼症」或「口臭恐懼症」一般，因爲太在意對他人造成的不快感，使得情況越來越糟。

◆處理法

因爲對自己沒有自信，所以會出現這種情況。不光是工作，也要盡量嘗試感興趣的事物。也許你會發現「自己做得很好」，自然就能夠痊癒。

22【沒有融通性】

◆症狀

不允許出錯，不放過任何不合理的事情。此外，連文件遞出的順序、書寫的方式，也要按照既定的原則進行。自己的事情一絲不苟，但也不允許他人鬆懈，因此使得整個公司充滿著火藥味很濃。

◆處理法

認真嚴肅的人，往往因爲太過於注重小事，而失去了整體的方向性。例如想要遵守秩序或規則，而表現太過頑固時，只會讓應該進行的事物停滯不前，使得自己成爲「妨礙進行的人」。這應該是身爲完美主義的你，絕對不允許發生的狀況吧！

此外，這一類型的人，非常執著於自己的價值與工作的方式，具有攬下全部工作的傾向。但是，注意到的不是過程而是結果……。

若想矯正自己的性格，最好去看心療內科。此種性格，在醫學上稱爲「強迫性人格障礙」。藉著心理醫師與本人的努力即可治癒。

23【抖腳】

◆症狀

不斷抖動膝的毛病，即稱爲「抖腳」。在工作或開會、集中精神做事情時，就會不由自主的抖腳。

◆原因

這不是種疾病，而是一種習慣。國人似乎特別擁有這種習慣，緊張時比較容易出現。

◆處理法

抖腳並不是一種好習慣，甚至有所謂「男抖窮」的說法。預防法就是不要焦躁，心情放鬆。一旦抖腳時，把它當成是焦躁的指標，慢慢的就能夠痊癒。

24【身體不適】

◆症狀

經常頭痛，但是醫師的檢查卻是「沒有什麼」。即使做精密的檢查也是無異常，但是卻持續身體不適的現象。

◆原因

到醫院就診時，醫師說「沒有問題」，但卻出現頭痛、頭暈、倦怠感、失眠症狀，這可能是「假面憂鬱病」。並沒有出現情緒低落、不想活動等憂鬱病的症狀，只有出現身體的症狀，所以本人也沒有自覺。

這時大都會去看內科，但是卻無法改善症狀。有不少醫師會診斷爲「自律神經失調症」。

◆處理法

治療假面憂鬱病，可以投與抗憂鬱劑來減輕症狀。如果是原因不明的身體不適，則一定要去看心療內科。第一次的憂鬱病，在三～四個月內就可痊癒。

25【長舌】

◆症狀

愛說話到連自己都很厭煩的程度。和別人交談時，自己大都是採取主動。即使對方想說話，也無法插嘴，最後只好沉默不語，使得周圍的朋友減少了。

在職場休息時，一旦靠近別人，大家都會露骨的避開。（有些人會有此種性格的煩惱，但如果不煩惱的話也是個問題。）

◆原因

一旦有高興、快樂的事情時，就會處於興奮狀態而不停的說話。如果一直持續不停，就有可能是「躁病」。

◆處理法

持續說話到連周遭的人都討厭你的地步，就有問題了。既然有了自覺症狀，就要開始改善性格。

在說話時要盡量保持傾聽，從旁附和對方的話。如果一直不說話而覺得痛苦時，就自己定下規則「隨聲附和五次之後，自己才說話一次」。但是，並不是只讓對方說話，有時也要說說自己的感想。

這樣才是理想的聽眾。持續進行，你就會成為受人歡迎的聽眾，大家對你的評價都會改變了。

一旦自己的意見遭到反駁時就會生氣，或是不聽對方的話而持續自言自語，則可能是「躁病」。這時最好去看心療內科或是精神科。這個疾病的特徵就是完

204

全無意識到自己生病了。等到周圍的人察覺時，才溫柔的安慰他去就診。

26【信用貸款地獄】

◆症狀

以輕鬆的心情向金融機構貸款，呈現每個月還債的狀態。利用信用卡購物，或是無法歸還學習貸款時，就會轉向其他金融機構貸款還債，造成「多重貸款」的麻煩。

◆原因

只要身分證明就能輕易借到錢的信用貸款，或是只要簽名就能購物的信用卡等，太過於方便，反而造成負債務的原因。爲了歸還房屋貸款或學習貸款，往往不得不採用信用貸款的方式。

◆處理法

想要脫離多重債務，則可以請求會計師，將從各處借的錢加以整理，訂立計劃與確實歸還的方法，使借貸的高利息恢復爲普通的利率。

在此要注意的就是，有些會計師會向你收取過多的手續費，結果不僅無法歸還信用貸款的錢，甚至利息不斷膨脹。

有些人會主動向債務人介紹「地下錢莊」，藉此收取昂貴的手續費，務必要遠離這些惡質的業者。

27【便利商店狂】

◆症狀

每天下班後一定要到便利商店打轉，否則就會覺得渾身不自在。尤其是工作忙碌、持續加班時，更會買不必要的食品或重複買毛巾、牙刷等。

非常熟悉新上市的製品名稱，或暢銷商品的情報，但是，也會因爲每個月所花的錢而感到不安。

◆原因

去便利商店消費，也是一種消除壓力的方法。藉著購物而得到滿足。

◆處理法

想要避免不必要的浪費，與其不去便利商店，不如先去除造成壓力的原因。飼養熱帶魚、聽聽音樂，找尋適合紓解壓力的方法最重要。

28【科技壓力症候群】

◆症狀

從事電腦相關工作的人，會出現眼睛疲勞、噁心、頭暈、失眠、焦躁等症狀。

◆原因

這是稱爲「科技壓力症候群」的一種自律神經失調症，是由美國的克雷布・羅德的著書『科技壓力』中所提及而加以命名的症候群。雖然身體無異常，卻出現頭痛、頭暈等症狀。

◆處理法

關鍵大都是工作過度，或是工作壓力所引起的。處理法則是要根本解決這些原因。如果因爲工作，無法脫離忙碌生活，那麼回到家中以後就要極力的放鬆。藉著泡澡或是芳香療法等，使心情平靜。

29【派系鬥爭失敗】

◆症狀

有人說三個人聚集在一起，就能夠形成派系。爲了要擴大自己派系的權力，不管是上班族、官僚、商業公會、社區會議等等，一旦要歸屬於某個組織時，一定會開始派系鬥爭。一旦派系鬥爭輸了，這個派系就沒有發言的能力，甚至也沒有出人頭地或晉升的機會。

◆原因

因爲工作上的失誤而被降職還情有可原，但是，如果因爲派系鬥爭，上司失敗，最後被迫賦閒在家，則問題就在於本人進入了輸的派系中。由於部下是跟著上司走，所以也沒有選擇的餘地。

◆處理法

一旦派系鬥爭失敗，則在公司就很難有出人頭地的機會。這時的處理方法就是辭職，換個職場，給自己找一個新的機會。但是，在景氣跌入谷底，失業率增加的今日，即使沒有派系鬥爭，自己也可能因爲裁員而被解僱。

如果有面臨被裁員的危機，最好要正確判斷自己在工作上的熟練度。

此外，也可以到就業中心去登記，大多數的公司會因爲派系問題，使得自己的技術難以得到客觀的評估。這時可以藉著就業中心得到適當的判斷。若能發現一個在最佳狀況下的工作環境，那就太棒了！

30【風流性】

◆症狀

儘管已經有女朋友，但是，見到可愛的女孩，還是想要跟她約會。認爲要讓周遭的男人羨慕，自己才有男子氣概。

◆原因

從動物行爲學而言，男性是爲了留下自己的子孫，因此在各處不斷的播種，是一種本能反應。過去的男性，最好的藉口就是「男人本來就應該如此」，這樣的例子並不少。

但是，根本的原因在於本人的性格。無法拒絕對你表現好感的女性，或是認爲「如果拒絕女性的邀約，是一種失禮的表現」。此外，無法尊重目前交往的對象，或是風流的對象的人格，就會發生此種現象。

◆處理法

一旦風流成性時就很難治好。當然，邂逅的好奇心作祟，或是不想和陷入一成不變狀態中的女朋友約會時，風流的慾望就會上升。有機會時，就會產生想對女性出手的衝動。

如果真的想治好風流性，最好減少邂逅的機會，經常在女朋友陪伴下出門。或是帶著行動電話，隨時與女友保持聯絡。不然可以採用定時聯絡的方法，把它當成是自己的義務，就能夠減少風流的機會。

也要向周圍的人宣稱自己正和某人談戀愛，這樣新的女性就不會再接近你。花些工夫不要讓自己太吃香，如果這樣做還是要風流的話……那只能說你自己都沒有想要治好風流性的意志了。

31【幽閉恐懼症】

◆症狀

對於衣櫥、升降梯等狹窄的地方束手無策，有人甚至無法搭飛機。

◆原因

對特定的對象或狀況感到恐懼，就是一種「恐懼症」。懼高症也是同一種情況。

◆處理法

和懼高症相同，對日常生活不會造成大阻礙，可以放任不管。

如果無法搭飛機，那麼在出差或是旅行時，就會對交通工具感到困擾。可以選擇不具有幽閉感的豪華型噴射客機等大型飛機。

32【晉升憂鬱病】

◆症狀

一旦晉升或是榮升時，就會覺得情緒鬱悶，身體狀況不佳。

◆原因

當完成一件事的安心感與要求新責任感的壓力同時到來時，就容易得這種疾病。基本上，認真、責任感較強的人容易出現。

◆處理法

不要太在意「配合上司或部下的期待」。要好好培養享受這種光榮的技術。

33【缺乏集中力】

◆症狀

發覺最近缺乏幹勁、沒有集中力，持續嗜睡的狀態。到內科接受檢查，結果卻是無異常。症狀持續一週，逐漸痊癒後又復發，反覆出現。

◆原因

既然沒有內科方面的異常，一週就能夠痊癒，則大多是心理問題所致。如果有煩惱的事情，就會對其他事缺乏注意，變得沒有集中力。

◆處理法

處理沒有解決的問題，就能夠改善症狀。

34【紋身】

◆症狀

年輕時跟隨流行而紋身，但是，現在卻後悔莫及。「想要恢復肌膚，去除紋身……」

◆處理法

最好到美容整形外科就診。就像可以使事故或受傷的疤痕變得不明顯，或是去除斑點、瘀青般，紋身依場所以及面積的不同有時也能夠去除。但是，手術費非常昂貴，爲了不想後悔莫及，在紋身之前更應三思再行動。

35【氣弱】

◆症狀

氣弱，不懂得表達自己的主張。當對方提出要求時，就會遵從對方。

◆處理法

擁有非常溫柔，不喜歡爭奪的性格。認爲如果勉強執著於自己的意見，就會引起爭執，所以自己會退讓一步。這種人想要改善消極的性格非常困難。

你可以發揮原有的個性，不用向別人灌輸自己的意見，只要徹底扮演好聽衆的角色即可。擁有自己的想法非常重要，一旦別人徵求意見時，要立刻發言，拂去予人氣弱的印象。

36【浪費癖】

◆症狀

每個月都會刷卡購物，喜歡的東西想要立刻買到手，否則就覺得不痛快。一旦見到喜歡的東西，就有購買的衝動。如果爲了還貸款，每個月生活都受到壓迫時，就必須儘早改掉這種惡習。如果一直不歸還的話，負債會不斷累積，到時候就只有宣佈破產了！

◆處理法

不論是誰，購物之後都會產生滿足感。適度的購物，的確可以有效的轉換心情。但是，超出限度的購物，就會成爲一種「依賴症」。和喝酒、賭博一樣，是一種心理問題。

在心理無法得到滿足時，就會藉著購物來滿足自己，所以首先要解決情愛不足的部分。

最好是找個戀人，或是飼養熱帶魚、天竺鼠等寵物，找尋一個能夠灌注情愛的對象，藉此就能夠減輕症狀。

37【聊天狂】

◆症狀

喜歡利用網際網路或是電腦通信、聊天，每天花好多個小時與電腦螢幕說話。

◆原因

爲何覺得聊天很快樂呢？因爲可以隨心所欲的扮演自己想要的人格。通信聊天時，因爲對方看不到自己，所以可以任意扮演自己想要的角色。有時可以假扮女人，嘲笑愚蠢的男人。

◆處理法

這也算是一種「喪失現實感症候群」。不喜歡現實世界，喜歡藉著聊天享受溝通的樂趣。最好去心療內科接受心理諮商。

38【啃手指甲】

◆原因

從孩提時代開始到長大成人。不光是指甲，有時會啃手指皮。這是爲了藉著啃指甲來消除心理緊張或興奮的行爲。

◆處理法

首先要去除引起不安或緊張的原因。長大成人之後，仍然持續啃手指甲，則通常無法治癒。想要治療時，可以塗抹透明的指甲油，擁有與平常不同的感觸與味道，那麼就會在無意識中發覺自己又在啃手指甲了。

39【處男】

◆症狀

沒有女性經驗，周圍的人都嘲笑我是處男。但是，我認爲總有一天會遇到好的女性。聽說「女性都討厭處男」，爲此而擔心。

◆處理法

在十歲層還好，如果過了二十五歲還是處男，就已經屬少數派。過了三十歲仍是處男時，周圍的人就會覺得你是怪人。只要本人不在意，當然也無大礙。如果女性因爲處男的理由而甩掉你，只能說她沒眼光，你和她無緣。

如果真的想要捨棄處男的身分，只要花一點錢，到處都有地方可以脫離處男的身分，所以不用擔心這個問題。

40【帶來好運】

◆症狀

每個人都有為自己帶來好運的一套做法，例如，穿著黑色服裝、連闖五個紅燈口等等。

◆原因

如果只是為了帶來好運那還無妨。但是，有的人不走在道路的左側就覺得不安，認為引擎發不動的日子就會發生意外事故，所以不敢出門……這就已經變成「強迫神經症」了。

◆處理法

帶來好運的做法，本意是「這麼做會有好事」的自我暗示法。「從右腳先踏入打擊區，就會擊出全壘打」等打擊法，也是棒球選手認為可以帶來好運的行為。

但是，如果執著於連自己都認為毫無意義的事情上，那很明顯的就是「神經症」了。一旦會對於現實生活造成障礙，或連累周遭的人時，最好去看精神科。

不過通常很難治癒。

41【假病癖】

◆症狀

不想到公司上班，卻開始真正出現頭痛、腹痛的現象。

◆原因

相信各位曾經有過對工作缺乏幹勁，不想到公司去的想法。這是理所當然的事情。即使不想去也不用太在意，可以想想自己想做的事情，要有積極的想法。

問題在於一旦不想去公司時，會出現頭痛、腹痛，這就好像不想去學校上課的孩子，真的出現發燒一樣。因爲精神的原因造成身體的症狀，精神醫學上將其定義爲「歇斯底里」。

一般人會將女性的吵鬧視爲歇斯底里，但是前述的症狀，才是真正的「歇斯底里」。不只是女性，連男性也會有這種毛病。有的作家在截稿之前，突然手腕無法活動，筆拿不住，這就是一種歇斯底里的現象。雖然本人無意如此，但卻會表現其內心深處的願望。周遭的人可能認爲這是一種假病，結果造成症狀惡化的惡性循環。

嚴重時會影響視力，手腳發麻。因爲是心理的問題，所以會自然避開不想看的危險物，而出現此種現象。

◆處理法

這是屬於精神科或心療內科的範圍。但是歇斯底里的人，平時就有逃避問題的傾向，無法面對問題，打開僵局，解決問題的能力很低，使得治療難以進展。所以最重要的是本人的自覺，不要逃避問題，要有能夠解決問題的自信，如此症狀自然能夠痊癒。

42【視線恐懼症】

◆症狀

外出時很在意他人的視線，總覺得別人在觀察自己。此外，在看人時，不知該把視線擺哪裡，因而感到疲累。

◆原因

一旦意識到此問題時，會越來越在意他人的「視線」。事實上，與其說不知道該把視線放在哪裡，不如說不知道該如何與別人相處。

◆處理法

如果很在意視線，則可以和沒有親密關係，但又不是完全無關的陌生人進行積極的談話，藉此就能夠減輕症狀。

例如，可以對計程車司機或是蔬果店的老闆說：「今天好冷呀！」「生意怎麼樣呀？」只要能夠順利的辦到這一點，那麼相信你在外出時，就不會在意他人的視線了。總之，要用身體去體驗別人並不是那麼的在意自己。

43【鳥巢症】

◆症狀

不懂得與他人相處，討厭別人，對自己沒有自信。不願意出現在人前，說話聲音很小，因此，周圍的人會給你貼上「性格晦暗」的標籤。

◆處理法

姿勢正確，看著別人的眼睛說話，這樣就能給別人完全不同的印象。如果在比較傳統的家庭中成長，接受「看別人的眼睛說話是不禮貌的行爲」的教育。無法看著別人說話，那麼就不要看對方的眼睛，而看著他的眉間或口唇也可以。

同時，自己要擁有興趣及不輸給任何人的技術。如果想要離開自己的鳥巢，則可以藉著這些興趣，擴大自己的交友範圍。討論自己拿手範圍的話題，就能夠熱心的與別人交談。只要矯正這種症狀，就可以擁有活潑開朗的性格。

44【喪失現實感症候群】

◆症狀

並沒有將價值觀擺在日常生活中，而架設在個人電腦、電視或書本上，感覺現實生活中的自己越來越渺小。嚴重時會失蹤，即使犯罪或殺人也不會有罪惡感。

◆處理法

此疾病是精神上的打擊、壓力與睡眠不足、過度疲勞等小小的關鍵造成的。此外，想要確立自我時，也會出現不安與迷惘，引發這種疾病。

雖然不會妨礙工作或日常生活，但是，一旦這個症狀成型時就難以治癒。一定要到精神科就診，讓自己接受這種疾病，擁有向疾病挑戰的勇氣。

45【無法閱讀早報】

◆症狀

吃早餐時看報紙，是一般人的習慣。然而，有一天即使看到早報文字，卻無法理解其內容。但是到公司之後，卻又能閱讀文件等，難道這是一種疾病嗎？

◆原因

這就是所謂的「早報症候群」，是最近常見的疾病。因爲工作的壓力或是人際關係等，感到非常的疲累，在無意識之中想要拒絕到公司，就會形成「拒絕看早報」的習慣。認真工作、具有責任感的人較多見，可以說是「憂鬱病」的初期訊息。

◆處理法

爲了避免積存壓力，要找尋轉換心情的方法，早期處理非常重要。

46【無氣力】

◆症狀

做什麼事都提不起勁，情緒低落。懶得活動身體，對任何事物都不感興趣。

◆原因

可能因爲感冒、發燒而發呆。此外，精神受到重大打擊時，情緒也可能暫時低落。如果沒有發燒，也沒遇到什麼重大事件，那麼，就是典型的「憂鬱病」症狀。嚴重時可能會萌生自殺的念頭。

◆處理法

憂鬱病放任不管會越來越嚴重，要儘早到心療內科等就診。

此外，出現自殺的念頭時，找值得信賴、可以成爲心靈支柱的人商談，是最聰明的做法。

47【散漫】

◆症狀

向朋友借來的錢也不收起來，CD或書因爲沒時間還給別人，所以就丟在房間不管。本人雖然很想還，卻一直無法採取行動。

◆處理法

在性格上而言，這是屬於社會倫理觀較低的人。如果想還給對方而心想「因爲自己太散漫，所以一直無法還給對方」的話，那也可以算是一個完美主義者。如果歸還時要付利息，或必須一次全額歸還，恐怕就更不會主動還給對方。

此外，因爲想在歸還時付上一份禮物，結果反而會延長歸還的時間。

這一型的人，可以反過來利用自己的性格，做成「歸還表」。歸還後將表上的名單一一去除，就可以感受畫掉歸還品的快感。不要執著是否要送禮，只要還給對方就好了！

48【愛吃甜食】

◆症狀

非常愛吃蛋糕或點心、巧克力等甜食。進入餐廳，在獨處時就想要吃甜食，別人可能會認爲「男人那麼喜歡吃甜食真難看呀！」連自己都感到難堪。

◆原因

食物的喜好因人而異，各有不同，每個人都有喜歡的味道。一般而言，喜歡喝酒的人，都比較喜歡吃鹹的，不喝酒的人大都喜歡吃甜食。但是也有例外，不可以一概而論。

◆處理法

問題即太在意他人的眼光。一旦捨棄「男人愛吃甜食很難看」的老舊觀念，就能夠解決你的煩惱了！不要在意他人的眼光，想吃什麼就吃什麼。

告白自己喜歡吃甜食後，就可以放心的追求甜食了。到人潮擁擠的糕餅店或點心店品嚐美味，爲公司的女性買些點心與她們一起享用，一定會獲得尊敬的眼光，增加與女性說話的機會，真是一舉兩得的做法。也許你還會發現適合與你進行「甜食約會」的女性呢！但是，千萬不能過量攝取甜食，以免成爲「肥胖」的原因，也具有得「糖尿病」的危險性。

49【嫉妒心重】

◆症狀

擔心女友花心，一旦她不在身邊時，就無心工作。每天都要打電話給她，如果行動電話不通，或只有電話答錄機回應時，就會擔心她是否與其他男人約會，出現強烈的嫉妒心。

◆處理法

在一夜情較多的現在，能夠遇到一位這樣讓你執著的對象，可以說你是一個幸運的人。首先，要抑制自己那好像得了熱病一般的狀態，同時不要忘記互相信任。你懷疑她的「風流性」，也許是一種好的心態。但是，如果嫉妒心太重，就會遭人嫌棄。

若是真的不願意放開她、離開她，那麼也許只能採用同居或結婚的方式。但是，這些做法只適用於兩情相悅的戀愛。如果是單相思，就會使你變成「

熱情妄想狂」，最好就此打住。

50【意志薄弱】

◆症狀

無法自己決定事物，氣弱，任何事都要交給別人去做。不論工作或遊戲，都無法帶領同伴。即使「想要這麼做」，卻無法說出口。直到當別人說：「就這麼做吧！」才會說：「好呀！就這麼做吧！」本人也許不在意，但是周遭的人，尤其是妻子、戀人和上司會覺得「想要做什麼就明白的說出來」而感到不滿。

◆處理法

如果配合他人的決定而不感覺痛苦的話，那也無妨。不論是何種意見，都會從旁附和的說：「真是好意見呀！」看起來並不是氣弱的表現。

問題在於當別人說「交給我吧」時，心中會對他人不滿，卻又無法拒絕而覺得不舒服……。

這一型的人，在感覺無聊時，一定要在心中確認自己到底想要做些什麼。在心中進行確認作業後，應該就能夠順利的說出口。

51【過食症】

◆症狀

即使吃得再多也不滿足，尤其工作忙碌時，總覺得吃不飽。

◆原因

原因是想藉著吃東西來紓解心中的壓力。女性比較常見。

◆處理法

越想要停止，就越容易出現激烈的過食傾向。所以與其想著「停止」，不如分析現在的生活與精神狀態，將情緒從過食症中轉移。和家人與好朋友快樂的用餐，就可以減輕症狀。

52【運動白癡】

◆症狀

想要接高飛球而往前衝，球卻在自己的後方落下。打網球時，卻無法打回別人發過來的球。滑雪一直都處於初級階段而無法畢業。接力賽跑時，只要自己接到了棒子，一定會被別的隊伍超越……運動能力比別人更低。

◆原因

據說運動白痴是因為運動神經遲鈍，但是實際上，大都是感覺神經遲鈍。

靠自己的意志活動身體時，感覺神經會先對腦下達「要做此動作」的命令，然後運動神經才展現行動。換言之，當棒球飛過來時，感覺神經想像球會飛到什麼地方，到哪可以接住，然後由運動神經下達命令。或是判斷什麼樣的球可以投到什麼地方，再由運動神經下達命令。這一連串的動作，運動拿手的人可以迅速完成，但是，運動白痴卻無法在腦中模擬一番。

◆處理法

運動白癡的原因，可能與性格和平常生活習慣有關。累積訓練，感覺神經就能做適當的判斷。

但是，這要花一段時間。不要執著於無法勉強完成的運動，可以看電影或聽音樂等，在其他範圍發現自己的專長。如果成為箇中好手，這一範圍內拿手的人又很少，你被稱為第一人者的日子就不遠了。但是，如果太過深入某個範圍，同好就會消失，所以還是要做程度上的選擇。

53【電話恐懼症】

◆症狀

一聽到電話鈴聲響就手足無措，即使拿起聽筒，也無法禮貌的問候對方，事後經常遭到上司的責備。最近光是聽到電視劇或是電視廣告的電話聲，都會出現嚇一跳的反應。

◆處理法

對於電話的棘手意識太強烈，原因就是「覺得自己無法好好的接電話」。處理法就是累積接到快樂電話的經驗。

等待女友的電話，或是用電話與朋友談論遊玩的事宜等。此時請對方打來，累積此種期待感的經驗，自然就能夠治癒這種症狀。

54【厭女症】

◆症狀

可能因爲曾經從女性那兒得到慘痛的教訓，所以討厭女人；或者因爲對女性有所偏見，所以討厭和女性一起工作。但是卻不會因爲討厭女人而感到煩惱。

有些女人任性的對男人撒嬌。一旦被別人批評時，就會歇斯底里的大叫，甚至對周遭的人說：「他是很可惡的傢伙。」

男性多半會對這種女性產生嫌惡感。即使不是討厭女人的男性，也會擔心因爲原諒對方而使自己受傷，因此害怕女人。

◆原因

這就是「人前恐懼症」的一種表現，因爲害怕受傷而封閉自己的心靈。雖然這樣可以避免人際關係的糾紛，但會使自己對無法自立的少女感興趣，而變成別人眼中的「戀童癖」。

◆處理法

雖然害怕女人，卻又對女人感興趣，這表示仍然對女人充滿性慾，但又不喜歡與女人交往。因此，可能會去風月場所，讓自己習慣女人，就像在玩一場假的戀愛遊戲般，認爲這才是理想的訓練場。

那麼「對風月場所有抵抗感，想要擁有愛人卻又害怕女人」的人，處理法就是不要只討厭對方的歇斯底里或是任性，而要仔細思考對方行爲的原因。

如果了解到她也希望自己被你了解的話，也許你就能夠原諒她，同時也能對她產生好感，更不會讓自己受到傷害。

或許這樣就能夠開始戀愛了。可以把這當成是訓練，經常去思考爲何對方會展現這樣的言行，這才是理想的戀人態度，而兩人的戀愛也才會順利進展。

55【厭食症】

◆症狀

最初的目的是爲了減肥，但最後卻變得身體無法接受食物，體重驟減。即使勉強吃下東西，也會吐出來。

◆原因

通常青春期的女孩，會因爲不想擁有女人特有的圓潤體型而出現這種現象。不過最近因爲減肥而引起的厭食症的男性也增加了。

◆處理法

男性過度在意自己的容貌，原因就出在「自戀的精神障礙」。極端減肥會減少肌肉，奪走體力。以綜合面而言會損及美觀，這一點要牢記在心。嚴重時甚至會危及生命。

56【與母親同住】

◆症狀

在一九五〇年代時，因爲是長男、獨子或其他狀況，而和母親同住的婚姻生活，被視爲是理想的婚姻形態。但是，現在很多女性卻不喜歡與婆婆同住，因此減少了結婚的機會。

◆處理法

在現代計劃生育時代，很多家庭都只有一個孩子或是兩個子女，其組合不外乎是「男—男」、「男—女」、「女—男」、「女—女」、「獨生子」、「獨生女」。計算十個人中，會成爲次男的只有一人。

當然兄弟較多的家庭，比較容易有次男的存在。但是不光是男方自己，連想要娶的妻子，也可能是親家方面「要繼承家業的女兒」。

在這個時代，感嘆要「與媽媽同住」也是無可奈何之事。如果想要結婚，那麼彼此都要好好的商量將來要如何地照顧雙方的父母。

57【說謊癖】

◆症狀

如果有人說「我從出生到現在從沒說過謊」，他本身就已經在說謊了。為了順利活在世間，有時就必須要說謊。但是「我們家是開點心店的老舖，我是小老闆」，或是「我和政治家○○是親戚呢」等等，想要讓自己看似更尊貴的謊言，可能本身就是一個問題了。

◆原因

原因是服務精神過度旺盛。此外，想要藉著說謊讓別人肯定、注意自己。

◆處理法

過度的說謊，會使同事或上司懷疑你的人格。此外，也無法戒除不良習慣。一旦不得不說謊時，就會說出更誇張的謊言。當然，如果藉著杜撰的話題而能夠使對方快樂的話，那麼你也是一個討喜的人。

但是，如果「想要治好這種症狀」，則最好去看心療內科。事實上，這種病名又稱為「演技性人格障礙」，可以藉著本人的努力與心理醫師的幫忙而痊癒。

58【夢魘】

◆症狀

半夜躺在床上，覺得自己突然無法動彈。雖然醒著，但是卻無法起身，甚至覺得有一個老奶奶坐在自己的身上，或是一個穿著鎧甲的武者，站在床邊，用怨恨的眼光瞪著自己。

尤其是住在旅行地的飯店，睡在不習慣的床上時，特別容易發生。別人常常認爲你擁有很強的感應力。

◆原因

夢魘的原因，並不是幽靈或怨靈作祟，可以用科學的方式解釋。

人睡眠的深度，包括身體和腦都休息的「慢波睡眠」狀態，以及身體睡著，腦卻清醒的「速波睡眠」的狀態，兩者會交互出現。而夢魘則是在速波睡眠中較容易發生的現象。

尤其睡著之後，會立刻出現速波睡眠。在睡前看見的東西，包括旅行地、房間的樣子等，都容易出現在夢中。明明是夢，卻錯覺自己已經清醒了。但是因爲身體是熟睡的，即使有意識，卻發覺自己的身體無法動彈——夢魘。

此外，張開眼睛會覺得有東西坐在身上，則是因爲血壓或心跳次數的上升，亦即心跳混亂而身體痛苦所產生的錯覺。

◆處理法

在旅行地出現夢魘，是因爲在不習慣的場所睡覺所產生的不安，或是長途旅行所造成的疲勞等造成的。

此外，經常熬夜，睡眠時間太短，過著不規律的生活，睡眠規律混亂時，也容易引起夢魘。經常夢魘的人，一定要過著規律正常的生活。

前述是經由科學分析而提出的夢魘構造。當然現在仍有很多世間科學無法理解的問題，如果仍然無法逃離夢魘的話，也許……。

59【暴力癖】

◆症狀

突然發怒，連自己都無法控制，動不動就摔家具、打牆壁或是摔東西。現在雖然沒有打人，但是，害怕婚後會對妻兒訴諸暴力而感覺不安。

◆處理法

孩提時代養成的暴力癖很難治好，但如果是最近才出現的毛病，則只要本人有心，就可治癒。放任不管，可能會變成家庭暴力。

把憤怒、訴諸暴力時當成一〇〇點，心情平靜時當成0點。睡前想想自己這一天「憤怒的度數是幾點」，把它寫在筆記本中。

反覆這個作業，即使想要訴諸暴力時，也許就能夠自我控制了！

60【歐巴桑體質】

◆症狀

超級市場的袋子或包裝紙等都捨不得丟，最後越堆越多。此外，喜歡照顧別人，對喝茶方法等一些細節都很囉唆，但對於服裝或髮型毫不在意。雖是男人，別人卻給你「歐巴桑」的外號，自己也的確有歐巴桑體質。

◆原因

原因是喪失了將男人的魅力傳達給周遭眾人的氣力，單身者比較少出現這種現象。但是，最近結婚多年的男性，出現此種性格的人卻增加了。

◆處理法

當然，改善自己的性格是最好的方法，不過更簡單的方法就是談戀愛。有的人「無法輕易談戀愛」，已婚者更可能造成婚外情，引起其他的問題。如此就只好轉換方法，徹底改善此種性格。雖然現在年輕的女孩都不知道如何泡茶，但是你不要嘮叨，可以溫柔且若無其事的教導她們，相信眾人一定對你持有不同的觀感。而且不要經常讓女性職員做雜事。

61【熱情妄想狂】

◆症狀

對於並沒有交往的對象，「認爲對方也喜歡自己」，就好像單戀一樣。

◆處理法

如果自己是熱情妄想狂，則周遭的人一定會擔心。但是，本人卻認爲這是兩情相悅的戀愛，而不認爲別人是在說自己。

以前男性被女性倒追時，並沒有可以諮商的機構。只要對方沒有對你做出加害的舉動，警察也無法介入。但是，現在只要知道是熱情妄想狂，連警察都可以參與協助。

遇到熱情妄想狂的加害，可以求助於警方。若是能夠收集到威脅信、答錄機、錄音帶等證據，那就更有利了。

62【憂鬱病】

◆症狀

對所有的事情都提不起勁，情緒低落，對工作缺乏幹勁，沒有食慾。懶得活動身體，甚至懶得思考事物。

◆原因

認真嚴肅且神經質的人，比較容易得「憂鬱病」。沒有自信自己比別人好，即使以往非常努力，卻會因爲某種關鍵而失去自信，變得情緒低落。特徵是如果周圍的人鼓勵他時，會更容易憂鬱。

而最近「未成熟型憂鬱病」也登場了。具有原有憂鬱病的情緒低落現象，同時焦躁、具有攻擊性，伴隨近乎「躁病」的傾向。

以往在父母寵愛下成長的人，一旦無法向別人撒嬌時，就容易出現此症狀。

換言之，就是當意識到自立時就會發病，現在以驚人的速度急增中。

◆處理法

以往形態的憂鬱病，可以使用抗憂鬱劑和休假而完全治癒。但是「未成熟型憂鬱病」，必須藉著心理醫師矯正其性格，或是脫離過度干涉的母親，改變生活環境。但是，仍然要面對自立問題，所以不要逃避到疾病當中，一定要好好超越內心的掙扎，才能夠成長為成熟的人。

63【操心】

◆症狀

非常擔心工作關係或朋友的問題，但是，對方可能會責備你：「想說什麼就清楚的說嘛！」或是說：「看你這樣就令人著急！」太過操心反而沒有好處。

◆處理法

要經常想想自己是否太過在意對方。如果真的為對方考慮，那麼過度的操心是不必要的。每個人都想要擁有良好的人際關係，但是，你的操心可能會令人喘不過氣來，應該要建立更平易近人的人際關係。

64【賭博狂】

◆症狀

賭博者有兩種形態。一種就是每週買樂透，以零用錢範圍享受賭博之樂，稱爲「社會性賭博者」。只是在興趣的範圍享受快樂，這種賭博並無大礙。

另一種是有問題的「病態性賭博者」。會借高利貸買樂透，向公司請假玩小鋼珠等，此種事態就非常嚴重了。

此外，最近出現「自戀性賭博者」。這些人爲了證明「自己運氣很好」，因此會不斷賭博。此外，想要「孤注一擲，過著富有生活」的人也增加了。

◆處理法

病態性賭博者，大都是無法抑制衝動的人，一旦開始就無法停止。如果你自認爲是「病態性賭博者」，最好從現在開始就避免賭博。

想成爲僅止於「輸掉一萬元就不賭了」，或是「只有週末才賭博」等「社會性賭博者」是不可能的。就是因爲一旦開始就無法停止，所以才會稱爲病態，因此不要對自己自信太高。

65【燒盡症候群】

◆症狀

埋首於工作中，不會感到疲累，反而覺得興致高昂。有一天突然缺乏氣力與幹勁。

◆處理法

爲公司努力犧牲奉獻的時代已經過去了。現在的企業戰士，在泡沫經濟時，大都成爲被裁員的目標。

「爲何當時我那麼努力呢？」相信有這種想法的上班族很多。這只能說整個國內出現「燒盡症候群」的狀態。

感覺好像被燒光的灰燼一般，有一天會突然覺得快樂的工作變得無聊，想向以往想做的事情挑戰。

興趣只有工作時，就未免太寂寞了！如果個人生活很充實，那麼就會減輕工作產生的失落感。

66【潔癖症】

◆症狀

非常在意自己的身體及手的骯髒，甚至會因爲骯髒而焦躁得無法工作。嚴重時，會出現持續洗手好幾個小時的現象。

◆原因

會因爲清潔而覺得舒服，一旦不清潔就會受不了。完美主義者容易出現這種疾病。

◆處理法

處理法是比較粗魯的治療法，但是可以讓你了解到，不必那麼在意骯髒。可以利用露營或登山等，在不清潔的環境中，擁有一些快樂的體驗。讓自己親自體驗到，即使有一些骯髒，也不會有什麼不良的影響。

67【臉紅症】

◆症狀

一旦出現於人前時，就會臉紅心跳。而當自己發現到這一點時，臉就會更紅了。

◆原因

在人前覺得非常難爲情，過度意識到這一點，才會成爲臉紅的原因。也可以算是一種人前恐懼症。

◆處理法

不論是誰，一旦緊張或是興奮時，臉就會發紅，不必太在意。想得太多，反而會更在意他人的視線，顯得更羞赧了。

68【聲音小】

◆症狀

無法在人前大聲說話，甚至上司責備你：「要大聲打招呼」，同事也說：「

想說什麼就說出來嘛，別好像鴕鳥一樣。」本人也很在意聲音小的問題。但是在覺得難爲情時，更是無法發出大的聲音。

◆處理法

聲音小的人，大都不知道高明的使用腹式呼吸法。像啦啦隊或是合唱團，都會利用腹式呼吸加大音量。建議你去聲音訓練學校學習基本的發聲方法。

此外，有的人認爲只要說話大聲，就不會被認爲是鴕鳥。當你這樣想時，也別忘記面帶笑容，帶著自信，用平常的聲音說話。只要說話的內容充實，則與聲音的大小無關，大家一定會側耳傾聽的。

69【聲音高亢】

◆症狀

因爲聲音高亢，所以說話沒有穩重感，可能會被部下或晚輩輕視，難道是自己心理作祟嗎……。

◆處理法

聲音的高低因人而異，各有不同。想要突然發出低沉的聲音也是不可能的。

但是，想要成為破鑼嗓應該很容易。大量吸煙、持續飲酒、不停引吭高歌，只要使聲帶受損，就會變成破鑼嗓。

在七〇年代時，很多歌手都會用嘶啞的聲音唱歌，而且大受歡迎。但是過份使用喉嚨，則會有產生聲帶瘜肉的危險性，必須要注意。

70【聲音嘶啞】

◆原因

過度使用聲帶，會造成聲音嘶啞。此外，過度抽煙也是原因之一。換言之，拚命吸煙、大口喝酒、在卡拉ＯＫ中唱歌，會給予聲帶很大的負擔，使喉嚨無法出聲。

聲帶也可能因為疾病而發炎，像「聲帶瘜肉」、「甲狀腺腫」、「主動脈瘤」、「食道癌」等，也會造成這種狀況。這些都是不容忽視的疾病，要到耳鼻喉科或內科就診。

◆處理法

如果原因是唱卡拉ＯＫ、抽煙、喝酒的話，就要戴口罩，給予喉嚨濕氣。讓聲帶休息，不要說太多的話，就可以恢復聲音。

天生是個破鑼嗓子當然另當別論，但是，如果聲音嘶啞的症狀久久不癒，就要去看耳鼻喉科。

71【優柔寡斷】

◆症狀

無法自己決定事情，不知道今天該吃什麼比較好。約會時不知道上哪裡、穿什麼，連平常一些小事都要問別人，好像得不到別人的指示時，就無法採取行動一樣。當別人問到：「你認為如何呢？」就會覺得很痛苦。

◆處理法

男人被人家說「優柔寡斷」，對象大都是戀人或妻子。

因為不知道對方怎麼想，一直考慮對方的想法，以致於忘記自己的事情。因為體貼對方，自己會率先實行，經常會表現「老好人」的一面。

但實際上會展現這些行動，是害怕自己無法獲得照顧、怕被放棄的緣故，可以說是各有優劣的性格。所以要選擇能夠把握這些性格的妻子或戀人。

此外，想要改善自己的性格，可以去看心療內科。醫學上將有此性格的人，視爲一種「依賴性人格障礙」的疾病，可以藉著心理醫師的治療而痊癒。

72【歸國子女】

◆**症狀**

從海外歸國後，雖然在國內就職，卻不熟悉周遭的環境，覺得很孤單。漸漸的產生不安感，出現「疏離感」等的心理症狀。食慾減退、掉髮，還有腹痛、重聽等，出現各種身體症狀。

◆**原因**

無法充分活用在國外所學習到的寶貴經驗，即使想將在國外所學到的思想、原則付諸行動，但別人卻不理會，敬而遠之，甚至還被強迫採用國內的做法。

◆**處理法**

當感覺身心失調時，一定要接受精神輔導，最好去看心療內科等。

73【闖禍鬼】

◆症狀

經常把咖啡灑在文件上，拿著易碎物一定會跌跤而打破。走路常會撞到人，下車時，旁邊常有車子呼嘯而過。經常闖禍到自己都覺得擔心。

◆處理法

事實上「認爲自己是個闖禍鬼」，會造成一種壓力。與其拚命治好闖禍的毛病，不如持續闖禍，拚命努力的工作，以此心情與愛闖禍的性格好好相處，使心情輕鬆，就能夠減少闖禍的機率。

74【懶得出門】

◆症狀

不喜歡外出，即使休假日也大都待在家裡無所事事，自己也感到非常滿意。一旦假日鑽入擁擠的人群中，會覺得非常疲累。但是對東區、西門町、流行服飾店等如果全然不知，那又如何陪伴女友外出逛街呢？

◆原因

休假日想要在家中悠閒的打發時光，這種想法並沒有錯。但是，如果在家中無所事事，就會導致運動不足，容易引起「肥胖」、「糖尿病」、「高血壓」，所以一定要活動身體。

如果討厭擁擠的人群，那麼你就必須注意了。在百貨公司、車站等混雜的地方，如果突然感覺頭暈或血氣下降，可能就是「自律神經失調症」。也許你是在無意識當中，想要避免這種症狀而懶得出門吧！

◆處理法

雖然是懶得出門，卻又想到女友出門。這時，可以直接問對方：「妳想去哪裡？」如果她真的體貼你，就會尊重你的意見。

如果想要貫徹「假日在家悠閒度過」的信念，那麼也可以請她到家中來，品嘗男人做的料理。能夠討好她，也是拉近兩人距離的機會。

但是，也可能是罹患自律神經失調症，最好去看精神科或心療內科。勉強擠進人群中，而覺得不舒服，這種約會並不會有好結果。

75【躁病】

◆症狀

心情愉快、拚命說話，而且說得很快。在打電話或計劃新事物時充滿活力，具有活動性，衝動的想要實行計劃。但晚上時常睡不著，別人的事情想要出手干涉，與周遭的人紛爭不斷。一旦自己受到干涉時，又會生氣的與對方起爭執。

有時會寫信或做筆記、收集一些小東西，甚至不把金錢放在眼中，會去購買一些昂貴的東西。

◆原因

一般人認爲表情生動神清氣爽，充滿慾望，活潑好動，是性格使然，但是就精神醫學而言，這是一種「躁病」。

一大特徵就是很愛說話，想說什麼就說什麼，話題不斷改變，內容不統一。發症時，根本不聽別人說的話，不喜歡別人干涉自己。一旦別人提出反駁時，就會向對方怒吼。

事實上，這一類型的人很多，而周圍的人也不認爲這是一種疾病，當然本人也沒有自覺。

◆處理法

面對這種疾病時，本人根本不在意，反而是家人或周遭的人希望他能夠早日痊癒。

總之，一定要先安慰本人，然後帶他到醫院去。只要投與鎮定劑，就可以使症狀穩定。

76【懼高症】

◆症狀

無法待在高處，置身在遊樂場的觀纜車或是高層飯店時，對往下俯瞰會有恐懼感。

◆原因

是對特定的對象或狀況產生恐懼感的一種「恐懼症」，和「幽閉恐懼症」相同。據說男性比女性更多見。

◆處理法

因爲懼高症而無法搭飛機，出差時就很麻煩了。但除此之外，並沒有什麼實際的害處。只要辦公室不要遷到高樓大廈，放任不管也沒有關係。

但是如果事態嚴重時，最好去看精神科醫師。

77【變身願望】

◆症狀

穿著高貴美麗的服裝，能夠得到男士們喜愛，覺得非常愉快……。我想不論是誰，不管是否付諸行動，都曾有過這種變身願望吧！

雖說是變身願望，也不一定是女裝。認爲目前的工作不適合自己，因此不斷轉換工作的人，或是在健身俱樂部改頭換面，令周遭的人完全相信你的新身分。想要變身的形態，因人而異，各有不同。

◆處理法

只要不是穿著女裝到公司上班，或是在女裝上花費大筆金錢，都無大礙。變身願望不是一種病，只不過是個人奇怪的嗜好罷了！

此外，也許可以藉著變身，讓自己從平常的壓力中解放，對精神很好。只要不會對他人造成困擾，就可以繼續享受此種樂趣。

78【戀童癖】

◆症狀

不喜歡成熟的女性，一旦看到中學以下的女孩，就會產生性興奮，這樣下去會影響婚姻而感覺不安。

◆原因

可能是個人本能或性格等心因性所致。氣弱但是自尊心較強的人，就容易出現此種現象。因爲不允許成熟女性嘲笑自己，所以才會出現這種想法。

◆處理法

對於幼兒性的性惡作劇，如果不至於造成性犯罪，應該就不會連累他人。想要貫徹這種性癖，可以找十六歲的女性。十六歲是合法的年齡，所以就以這個年齡爲界線吧，也許可以找到願意與你交往的女性呢！

與未成年少女交往，會觸犯法律，因此援助交際會危及自身的社會地位。要得到雙方父母的了解，以結婚爲前提進行交往，需要仔細的計劃。

即使順利的與十六歲的女性結婚，但是，她總會成爲成熟的女性。如果到時候你又出現戀童癖，就會使得家庭陷入不幸。所以在新婚時，要努力維持幸福的婚姻生活。

國家圖書館出版品預行編目資料

男性元氣IQ／家庭醫學保健編輯群編著
－初版－臺北市，大展，民 92
面；21 公分－（家庭醫學保健；75）
ISBN 957-468-197-1（平裝）
1. 家庭醫學
410.46　　　　91023102

男性元氣IQ　　　　ISBN 957-468-197-1

編　　著／家庭醫學保健編輯群
編 輯 者／黃秀娥、劉雪卿、王蓮玉
發 行 人／蔡　森　明
出 版 者／大展出版社有限公司
社　　址／台北市北投區（石牌）致遠一路 2 段 12 巷 1 號
電　　話／(02) 28236031・28236033・28233123
傳　　真／(02) 28272069
郵政劃撥／01669551
E-mail／dah_jaan @yahoo.com.tw
登 記 證／局版臺業字第 2171 號
承 印 者／國順圖書印刷公司
裝　　訂／協億印製廠股份有限公司
排 版 者／千兵企業有限公司
初版1刷／2003 年（民 92 年） 3 月

定　價／200 元

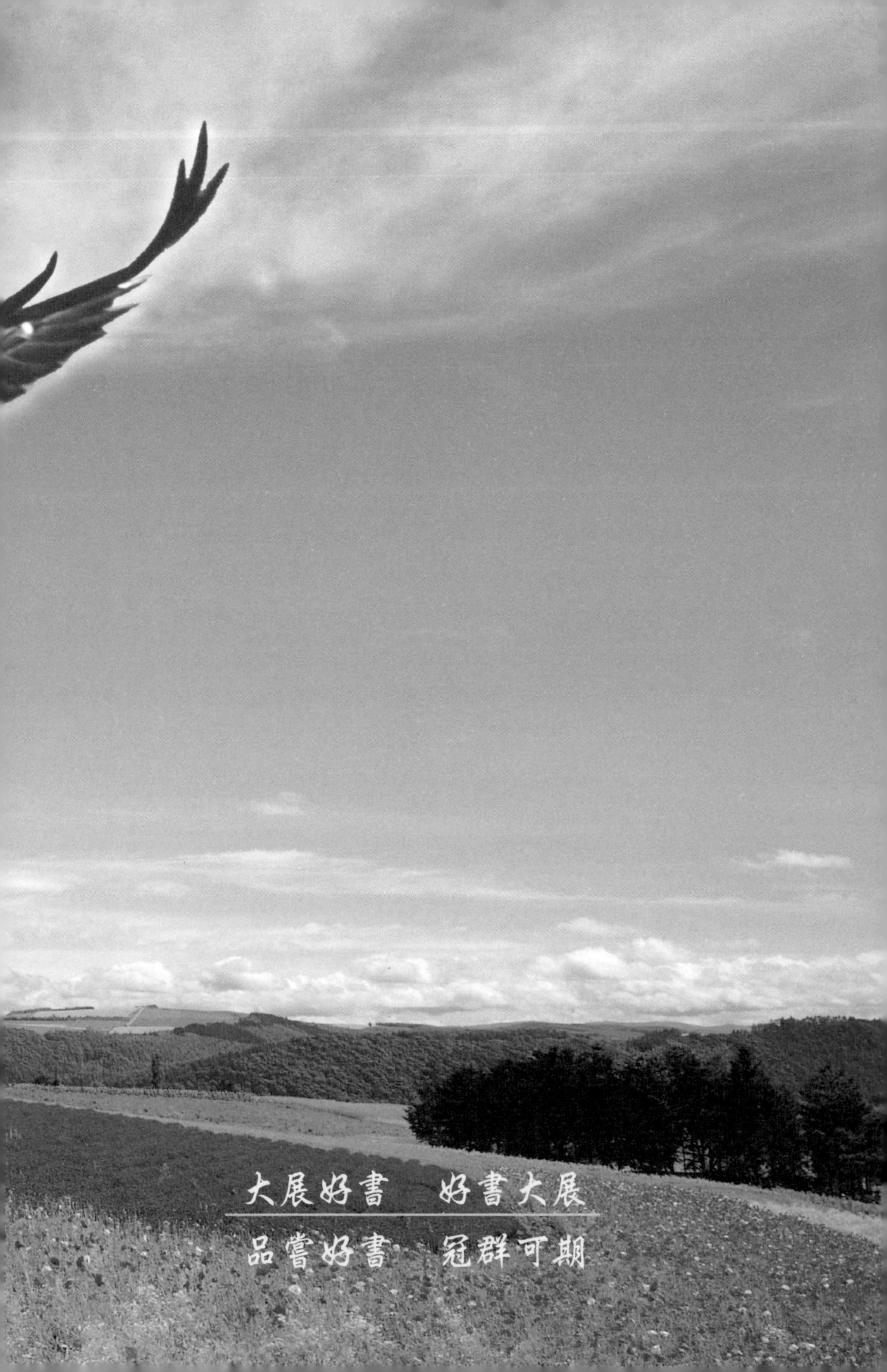
大展好書　好書大展
品嘗好書　冠群可期

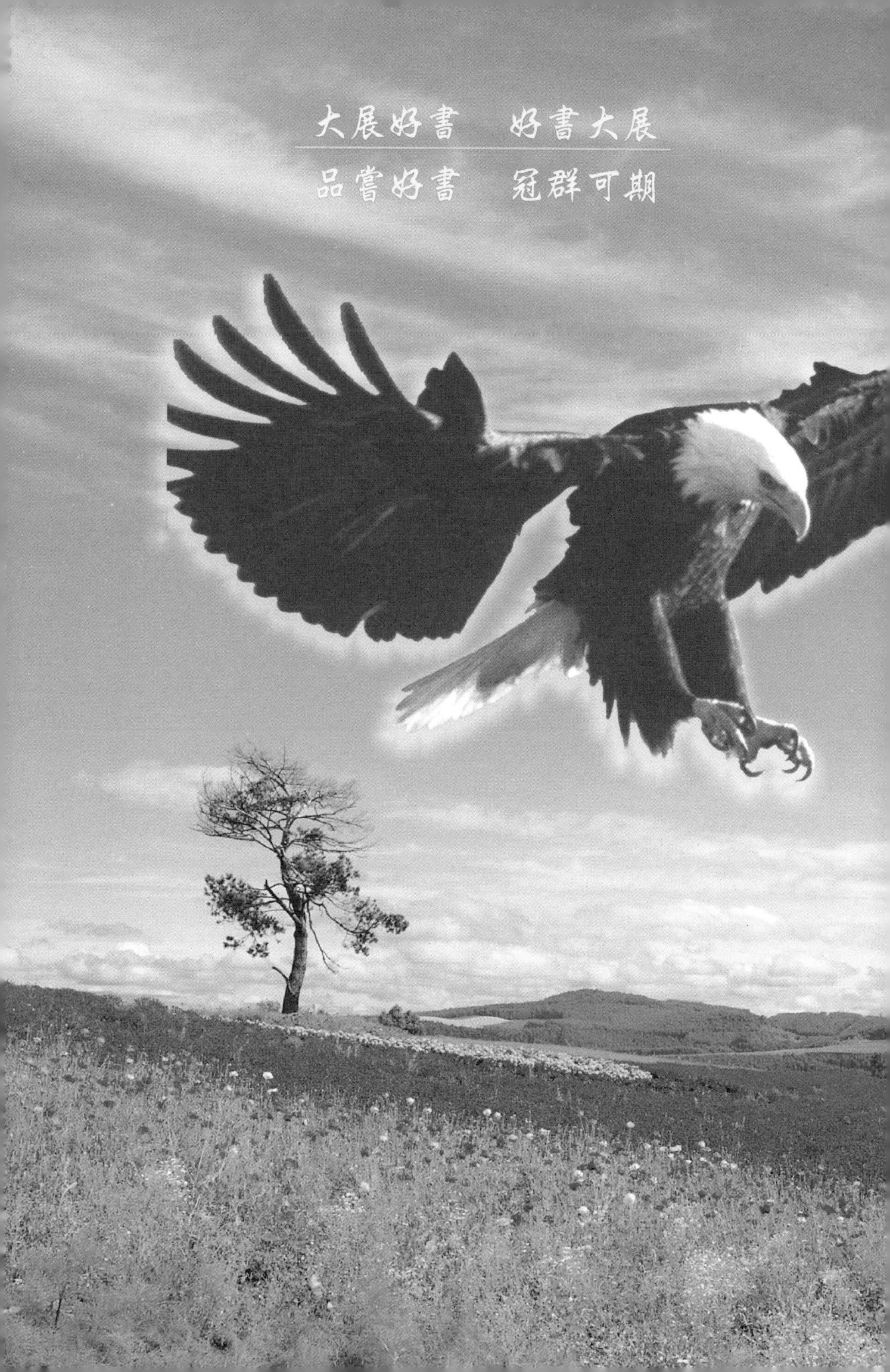
大展好書　好書大展
品嘗好書　冠群可期